醫道傳承叢書

干祖望　名譽總主編
王心遠　總主編

第一輯　醫道門徑

長沙方歌括

【清】陳修園　著
谷建軍　點校

學苑出版社

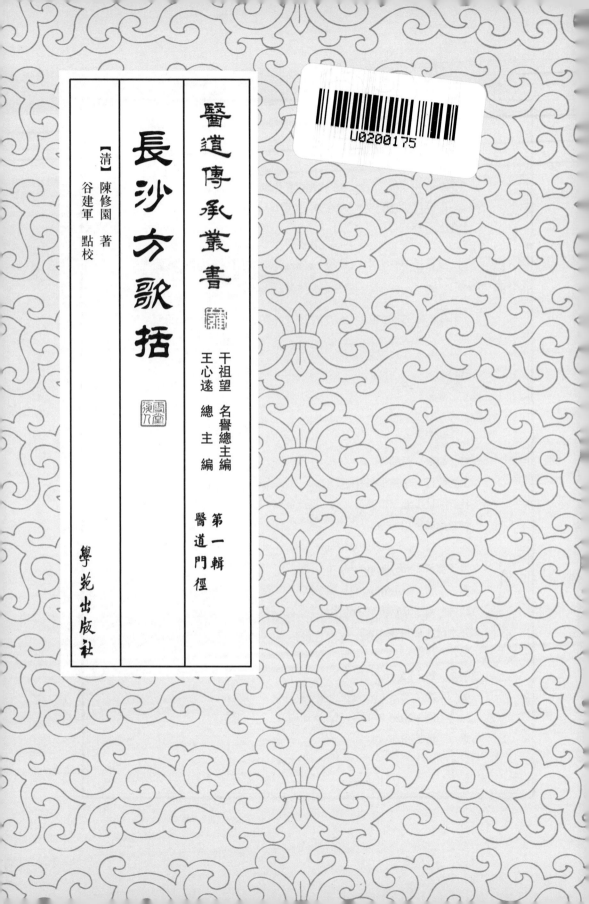

圖書在版編目（CIP）數據

長沙方歌括 /（清）陳修園著；谷建軍點校 .—北京：學苑出版社，2013.1（2020.11 重印）
ISBN 978-7-5077-4221-3

Ⅰ．①長… Ⅱ．①陳…②谷… Ⅲ．①《傷寒雜病論》—方歌—註釋—中國—清代 Ⅳ．① R222.27

中國版本圖書館 CIP 數據核字 (2013) 第 006800 號

責任編輯：付國英
出版發行：學苑出版社
社　　址：北京市豐臺區南方莊 2 號院 1 號樓
郵政編碼：100079
网　　址：www.book001.com
電子信箱：xueyuanpress@163.com
電　　話：010-67603091（總編室）、010-67601101（銷售部）
印 刷 廠：北京市京宇印刷廠
开本尺寸：78 ×1092　1/16
印　　張：14.75
字　　數：85 千字
版　　次：2013 年 9 月第 1 版
印　　次：2020 年 11 月第 5 次印刷
定　　價：48.00 圓

醫道傳承叢書

《醫道傳承叢書》序

醫之道奚起乎？造物以正氣生人，而不能無夭劄疫癘之患，故復假諸物性之相輔相制者，以爲補救；而寄權於醫，夭可使壽，弱可使強，病可使痊，困可使起，醫實代天生人，參其功而平其憾者也。

夫醫教者，源自伏羲，流於神農，注於黄帝，行於萬世，合於無窮，本乎大道，法乎自然之理。孔安國序《書》曰：伏羲、神農、黄帝之書，謂之三墳，言大道也。前聖有作，後必有繼而述之者，則其教乃得著於世矣。惟張仲景先師，上承農、軒之理，又廣《湯液》爲《傷寒卒病論》十數卷，然後醫方大備，率皆倡明正學，以垂醫統。茲先聖後聖，若合符節。仲師，醫中之聖人也。理不本於《内經》，法未熟乎仲景，縱有偶中，亦非不易矩矱。儒者不能捨至聖之書而求道，醫者豈能外仲師之書以治療。間色亂正，靡音忘倦。醫書充棟汗牛，可以博覽之，以廣見識，知其所長，擇而從之。

醫，大道也！農皇肇起，軒岐繼作，醫聖垂範，薪火不絕。懷志悲憫，不揣鄙陋，集爲是編，百衲成文，聖賢遺訓，吾志在焉！凡人知見，終不能免，途窮思返，斬絶意識，直截皈禪，通身汗下，險矣！險矣！尚敢言哉？

《醫道傳承叢書》編委會

《醫道傳承叢書》前言

《醫道傳承叢書》是學習中醫的教程。中醫學有自身的醫學道統、醫宗心要，數千年授受不絕，有一定的學習方法和次第。初學者若無良師指點，則如盲人摸象，學海無舟。編者遵師所教，總結數代老師心傳，根據前輩提煉出的必讀書目，請教中醫文獻老前輩，選擇最佳版本，聘請專人精心校讎，依學習步驟，次第成輯。叢書以學習傳統中醫的啟蒙讀本爲開端，繼之以必學經典、各家臨證要籍，最終歸於《易經》，引導讀者進入『醫易大道』的高深境界。

叢書編校過程中，得到中醫界老前輩的全面指導。長期以來，編者通過各種方式求教於他們，師徒授受、臨證帶教、授課講座、耳提面命、電話指導。他們對本叢書的編輯、刊印給予了悉心指導，提出了寶貴的修改意見。三十餘位老先生一致認同：『成爲真正的、確有資格的中醫，一定要學好中國傳統文化！首先做人，再言學醫。應以啟蒙讀本如脈訣、藥性、湯頭爲開端，基本功要紮實；經典是根基，繼之以必學的中醫四大經典；各家臨證要籍、醫案等開拓眼界，充實、完善自己師承的醫學理論體系。趁著年輕，基礎醫書、經典醫書背熟了，終生受益！』『始終不可脫離臨床，早臨證、多臨證、勤臨證、反復臨證，不斷總結。中醫的生命力在臨床。』幾位老中醫強調：行有餘力，可深入研讀《易經》、《道德經》等。

百歲高齡的國醫大師干祖望老師談到：要成爲合格的中醫接班人，需具備『三萬』：『讀萬卷書，行萬里路，肉萬人骨。』並且諄諄告誡中醫學子：『首先必讀陳修園的《醫學三字經》。這本一定要讀！一定讀，非讀不可！對！熟記這一本，基礎紮實了，再讀《內經》、《本草》、《傷寒》，可以重點做讀書筆記。經典讀熟了，要讀「溫病」的書，我臨床上使用「溫病」的方子療效更好。』作爲《醫道傳承叢書》名譽總主編，他的理念思路代表了老一代的傳統學醫路徑。

國醫大師鄧鐵濤老先生強調了中醫的繼承就是對中華優秀傳統文化的繼承，中醫學是根植于中華文化、不同於西方現代醫學，臨床上確有療效，獨立自成體系的醫學。仁心仁術，溫故知新，繼承不離本，創新不離宗。

老先生們指出：『夫生者，天地之大德也；醫者，贊天地之生者也。』（《類經圖翼·序》）中醫生生之道的本質就是循生生之理，用生生之術，助生生之氣，達生生之境。還指出：中醫學術博大精深，是爲民造福的寶庫。學好中醫一要有悟性，二要有仁心，三要具備傳統文化的功底。只有深入中醫經典，用中醫自身理論指導臨床，才會有好的中醫療效。只有牢固立足中醫傳統，按照中醫學術自身規律發展，中醫才會有蓬勃的生命力。否則，就會名存實亡。

在此，叢書編委會全體成員向諸位老前輩表示誠摯的謝意。

本叢書在編輯、聘請顧問過程中得到北京中醫藥大學圖書館古籍室邱浩老師鼎力支持、大力協助，在此特致鳴謝！感謝書法家羅衛國先生爲本叢書題簽（先生系國學大師羅振玉曾孫，愛新覺羅·溥儀外孫，大連市文化促進會副會長，大連墨緣堂文化藝術中心負責人）。

古人廣藏書、精校書是爲了苦讀書、得真道。讀醫書的最終目的，在於領悟古人醫學神韻，將之施用於臨床，提高療效，造福蒼生。人命關天，醫書尤其要求文字準確。本套叢書選擇善本精校，豎版、繁體字排印，力求獻給讀者原典範本，圍繞臨證實踐，展示傳統中醫學教程的原貌，以求次第引導學習者迅速趣入中醫學正途。學習中醫者手此一編，必能登堂入室，一探玄奥；已通醫術的朋友，亦可置諸案頭，溫故知新，自然終生受益。限於條件，内容有待逐漸豐富，疏漏之処，歡迎大家批評指正。

學習方法和各輯簡介

良師益友，多方請益。勤求古訓，博采衆方。慎思明辨，取法乎上。學而時習，學以致用。大慈惻隱，濟世救人。（道生堂學規）。

古人學醫的基本形式爲半日侍診，半日讀書。行醫後還要堅持白天臨証，晚間讀書，終生學習。《朱子讀書法》説：『於中撮其樞要，厘爲六條：

曰循序漸進，曰熟讀精思，曰虛心涵泳，曰切己體察，曰著緊用力，曰居敬持志。……大抵觀書，先須熟讀，使其言皆若出於吾之口。繼以精思，使其意皆若出於吾之心。然後可以有得爾。』讀書先要誦讀，最好大聲地念，抑揚頓挫地念，能夠吟誦更好。做到眼到、口到、心到，和古人進入心息相通的境界，方可謂讀書入門。叢書大部分採用白文本，不帶註釋，更有利於初學者誦讀原文；特別是四大經典，初學者不宜先看註釋，以防先入爲主。書讀百遍，其義自見。在成誦甚至背熟後，文意不明，才可參看各家註釋，或請教師長。

在讀書教程方面，一般分三個學習階段，即基礎課程、經典課程、臨證各家。

第一輯：醫道門徑

本輯對應基礎課程，初學者若不從基礎入手，則難明古經奧旨。

《醫學三字經》是清代以來公認的醫學正統入門書，其內容深入淺出，純正精粹。

《瀕湖脈學》是傳統脈訣代表，脈學心法完備、扼要。

《藥性賦·藥性歌括》，其中《藥性賦》是傳統本草概說，兼取《藥性歌括》，更適於臨證應用。

《醫方集解》之外，又補充了《長沙方歌括》、《金匱方歌括》、《時方歌括》，歌訣便於背誦記憶。經方法度森嚴，劑量及煎服法都很重要！包含了經方劑量、煎服法的歌括，初學者要注意掌握。

第二輯：醫道準繩

本輯對應經典課程。《黃帝內經》（包括《素問》、《靈樞》）、《神農本草經》、《傷寒論》、《金匱要略》、《難經》，爲中醫必學經典，乃醫道之根本、萬古不易之準繩。

醫道淵深，玄遠難明，故本輯特編附翼：《太素》《甲乙經》《難經集注》《脈經》等，詳爲校注，供進一步研習中醫四大經典之用。

第三輯：醫道圓機

本輯首選清代葉、薛、吴、王溫病四大家著作，以爲圓機活法之代表，尤切當今實用。歷代各家著作，日後將擇期陸續刊印。明末清初大醫尊經崇原，遂有清代溫病學説興起。各家學説、臨證各科均爲經典的靈活運用，在學習了經典之後，才能融會貫通，悟出圓機活法。

第四輯：醫道溯源

本輯對應醫道根源、醫家修身課程。

《易經》乃中華文化之淵藪，『醫易相通，理無二致，可以醫而不知易乎？』（《類經附翼》）

《黄帝内經》夙尚『恬淡虚無，真氣從之；精神内守，病安從來』之旨；《道德經》一本『道法自然』、『清靜爲天下正』之宗，宗旨一貫，爲學醫者修身之書。

《漢書·五行志》：『《易》曰：「天垂象，見吉凶，聖人象之；河出圖，雒出書，聖人則之。」劉歆以爲虙羲氏繼天而王，受《河圖》，則而畫之，八卦是也；禹治洪水，賜《雒書》，法而陳之，《洪範》是也。」《尚書·洪範》爲「五行」理論之源頭。

隋代蕭吉《五行大義》集隋以前「五行」理論之大成，是研究「五行」理論必讀之書。

繁體字的意義

傳承醫道的中醫原典，採用繁體字則接近古貌，故更爲準確。

以《黃帝内經·靈樞·九針十二原》爲例：

繁體字版：「知機之道者，不可掛以髮；不知機道，叩之不發。」

簡體字版：「知机之道者，不可挂以发；不知机道，叩之不发。」

《靈樞經》在這裏談到用針守機之重要。邪正之氣各有盛衰之時，其來不可迎，其往不可及。宜補宜瀉，須靜守空中之微，待其良機。當刺之時，如發弩機之速，不可差之毫髮，於邪正往來之際而補瀉之；稍差毫髮則其機頓失。粗工不知機道，敲經按穴，發針失時，補瀉失宜，則血氣盡傷而邪氣不除。簡體字把『髮』、『發』統寫爲『发』字，給理解經文造成了障礙。

繁體字版：『方刺之時，必在懸陽，及與兩衛，神屬勿去，知病存亾。』

簡體字版：『方刺之时，必在悬阳，及与两卫，神属勿去，知病存亡。』

『衛』，《甲乙經·卷五第四》《太素·卷二十一》均作『衡』。『陽』『衡』『亾』皆在段玉裁《六書音韻表》古韻第十部陽韻；作『衛』則於韻不協。『衡』作『眉毛』解，《靈樞·论勇第五十》曰：『勇士者，目深以固，長衡直揚。』『兩衡』即『兩眉』，經文的意思是：『准備針刺之時，一定要仔細觀察患者的鼻子與眉毛附近的神彩；全神貫注不離開，由此可以知道疾病的傳變、愈否。』於醫理爲通；『衡』又作『眉上』解，《戰國策·中山策》鮑彪注：『衡，眉上。』『兩衡』指『兩眉之上』，於醫理亦通。作『兩衡』則於上下文句醫理難明。故『衡』乃『衡』形近鈔誤之字，若刊印爲簡化字『卫』，則難以知曉其當初爲『衡』形近致誤。

《醫道傳承叢書》編委會　壬辰正月

點校說明

陳修園，名念祖，字修園，又字良有，號慎修，清代著名醫家，福建長樂人。少治舉子業，並承祖習醫，曾師事泉州名醫蔡茗莊。乾隆五十八年中舉，旅居京都，因治愈一中風偏癱病人而譽滿京師。嘉慶二十四年以病告歸，講學于長樂嵩山井山草堂。陳氏爲傷寒學派醫家，治學嚴謹，尊經崇古，其著述多方闡發仲景之學，對金元醫學、溫補學派學說持有不同見解。陳氏一生著作甚豐，有《傷寒論淺註》《長沙方歌括》《金匱要略淺註》《金匱方歌括》《醫學實在易》《醫學三字經》《神農本草經讀》《醫學從衆錄》《靈素節要淺註》《時方妙用》《女科要旨》《十要神書註解》等十六種，後世合刊爲《南雅堂醫書全集》，一作《陳修園醫書十六種》。另有《陳修園醫書》

二十一種、六十種、七十二種等多種刊本，系與其他醫家著作合刊之叢書。陳氏著作大多流傳甚廣，其文字質朴簡煉，暢達優美，多採用歌訣形式，內容深入淺出，通俗易懂，切於實用，非常適合初學者作爲入門參考書。

《長沙方歌括》是陳氏對張仲景《傷寒論》中方劑的總結、整理，是一本方劑的啟蒙讀物。本書以歌訣的形式將《傷寒論》除禹餘糧丸外的一百一十二首方的方劑組成、功能主治、藥物劑量及煎服方法等主要內容予以編撰，陳氏長子陳蔚（又名元豹，字道彪，號古愚）與次子陳元犀（字道照，號靈石）另寫方註，共成一帙。各方主要由原文、歌訣和按語三部分組成，有的原文、歌訣部分有註釋，用以解釋條文的機理和釋詞；按語部分主要論述方劑的功用、主治及遣方用藥之理，以闡述陳氏學術思想。全書語言流暢，簡明扼要，重點突出，並闡發了有關辨證論治的要旨，內容豐富實用，便於記誦，深受廣大中醫愛好者的喜愛。

本書刊本頗多，嘉慶、同治、光緒及民國時期均有刊刻。除諸叢書本外尚有多個單行本問世，如嘉慶十三年戊辰天禄閣刊本、南雅堂家刻本、同治五年丙寅古吳潘氏刊本、光緒十年甲申江西書局刊本、光緒二十七年辛丑新化三味書局刻本、光緒三十四年戊申寶慶經元書局刊本等。本次整理以南雅堂家刻本爲底本，上海昌文書局印行的《增輯陳修園醫書七十二種》本爲主校本，參考上海科學技術出版社一九六三年本精心點校整理而成，以饗讀者。

點校者　二〇一〇年四月

目錄

小引

漢《藝文誌》云：《湯液經》出於商伊尹。皇甫謐謂：仲景論伊尹《湯液》爲十數卷。可知《傷寒論》《金匱要略》諸方，除崔氏八味腎氣丸、侯氏黑散外，皆伊尹之遺方也。伊尹因《內經》止有十二方，詳於鍼灸而略於藥，遂宗神農經旨，專以湯液治病，補《內經》所未及。長沙得其真傳，可謂大而化，化而不可知矣。然余讀《魯論》『能近取譬』二句，想見長沙當日必非泛泛而求，大抵入手功夫，即以伊聖之方爲據。有此病必用此方，用此方必用此藥，其義精，其法嚴，毫厘千里之判，無一不了然於心，而後從心變化而不窮。論中桂枝證、麻黄證、柴胡證、承氣證等，以方名證，明明提出大眼目，讀者弗悟也。然而可以謂之方者，非聖人不能作，非明者不能述。其藥品，察五運六氣而取其專長；其分兩，因生克制化而神其妙用。宜湯、宜散、宜丸，一劑分爲三服、兩服、頓服、停後服、溫服、少冷服，少少咽之，服後啜粥、不啜粥、多飲水、暖水之類，而且久煮、微煮、分合煮、去滓再煮、漬取清汁，或用水、或用酒、及漿水、潦水、甘瀾水、麻沸水之不同。宋元後諸書多略之，而不知古聖人之心法在此。余同周鏡園飲中暢明其義，歸而乘興韻之。其詩爲藥證、分兩、煮法、服法等所限，弗能工也。戊辰歲，余服闋復到保陽供職，公餘取《傷寒論》原文重加註疏。書成，附此六卷於後，命男蔚按方而細註之，俾讀《傷寒論》者，於人略我詳處，得一捷便之法云。

修園陳念祖并題

卷首

閩　長樂　陳念祖修園　著

長男　蔚　古愚　擬註

次男元犀　靈石　參訂

孫　男　心典　心蘭　同校字

醫病順其自然説

病人之吉凶禍福，寄之於醫，醫者之任重。然權不操諸醫，而操諸用醫之人，何也？人有大病，庸醫束手無策，始求救於名醫。名醫入門診畢，告以病從何來，當從何去；得那一類藥而增劇者何故，得那一類藥除去那一病，而此外未能盡除者何故；病勢雖覺稍愈，逾一二日仍作，或逾一二日而更甚於前者又何故。一一爲病家說明，定其如此救誤，如此溫清攻補，如此按法立方，服藥後必見出何證，又見出何證則向愈，預斷其愈於何日何時，病家能一一信其言而不疑。且架中不藏《本草備要》《醫方集解》《萬病回春》《本草綱目》《東醫寶鑒》《馮氏錦囊》《赤水玄珠》《薛氏醫案》《景岳全書》《石室秘錄》《辨證奇聞》《臨證指南》之類，又無强不知以爲知之親友與依阿兩可素稱果子藥之先生，朱紫不亂，則名醫得以盡其所長。傷寒卒病，二三日可愈，最遲亦不出十八日之外；風癆臌膈，一月可愈，最遲亦不出三月之外。否則病家疑信參半，時醫猶可勉强從事，俟其病氣衰而自愈，若以名醫自命者，斷不可肩此重任，反致取怨敗名。余因熱腸而備嘗其苦，凡我同志，可以鑒此前車。今之方技家，恃在口給，見有同我者引之，互相標榜，遜我者亦不卻之，臨深爲高。至於窮《本草經》，讀《靈》《素》，法仲景，其立論爲耳所未聞，其治效又目所僅見，遂謙讓曰：我不能如此之神，亦不能如此之偏以取勝也。若輩造此『偏』之一字，任令法高一丈，其奈魔高十丈。且謂古書不可以今用，即於多讀書處謂其偏，起死證而生之，即以出奇入險目其偏，以致病家先入爲主，廣集不偏之醫，歷試罔效，不得已始延爲破釜沈舟之計，究竟終疑其偏。麻桂硝黄，則曰汗下之太過也；薑附芩連，則曰寒熱之太峻也；建中、理中、陷胸、十棗，則曰補瀉之不留餘地也。滋水之地黄，補元之人參，用應多而反少；日食之棗子，至賤之甘草，用應少而反多。此等似是而非之言，更甚於恣肆不論於理之言。知幾者正可以拂衣而去，乃猶曰病尚可爲，不忍恝然而捨之。此雖活人無已之心，而疑事無功，未能活人，且以誤人。蓋藥之所以流行於經絡藏府，内外無有不到者，氣爲之也。氣不自到，心氣主之，膽氣壯之也。彼既疑我爲偏，一見我之用藥，又出於意想之外，則心氣亂。《内經》云：心者，君主之官也，神明出焉。又云：主不明，則十二官危是也。不獨心氣亂，而且膽氣亦因之而怯。《内經》云：膽者中正之官，決斷出焉。又云：十一經皆取決於膽是也。藥乃草根樹皮及一切金石之鈍物，原藉人之真氣以流行，今心氣亂而妄行，膽氣怯而不行。如芩連入口，其寒性隨其所想而行，旋而皮毛鼓栗，而寒狀作矣；薑附入口，其熱性隨其所想而行，旋而心煩面赤，而熱狀作矣。凡此之類，不過言其大略，不必淋漓痛切而再言之。其中之所以然者，命也，我亦順其自然而已矣，又何必多事爲。凡我同志者，能以余爲前車之鑒，則道愈彰，而活人愈衆。

徵引三條

一

《傷寒論·平脈法》第十三節問曰：脈有災怪，何謂也？師曰：假令人病，脈得太陽，與形證相應，因爲作湯，比還送湯如食頃，病人乃大吐，下利，腹中痛。師曰：我前來不見此證，今乃變異，是名災怪。問曰：何緣得此吐利？答曰：或有舊時服藥，今乃發作，故爲災怪耳。程郊倩註曰：望問固醫家之事，亦須病家毫無隱諱，方能盡醫家之長。因復出此條，爲病家服藥瞞醫之戒，災因自作，而反怪及醫，故曰災怪。然更有怪災病，不可不知。得仲景法，處仲景方，病家大怪，以示諸醫，益搖腦吐舌而大怪。乃從其不怪者治之，輕者劇，重者死，而災及其身，終不解其病謂何病。此病近日竟成疫，沿門漸染，仲景卻未言及。想仲景時祇有災怪病，尚無怪災病耳。一噱！

按程郊倩謂怪災病，孽不在庸醫之好造謠言，而在病家之貴耳賤目。執俗本之本草，查對名醫之處方，執俗本之套語，貶駁名醫之治法，以致名醫嘆息而不與辨，決然而去，豈非災由自取耶？憶戊辰春，李太守名符清，患氣短病，余主以桂苓甘朮湯與腎氣丸間服，許以半月必效。旋有所聞，驚怪而阻。另延津門陶老醫，服葶藶、杏仁、枇杷葉、木通之類，二十餘劑，脹腫癃閉而逝。候補知縣葉名鈞，偶患咳嗽，微發熱，小便不利，余曰：小青龍湯一服可效。渠怪而不服，另延姑蘇葉天士之族侄診之。說水不制火，火氣刑金，君以地黃兩許，麥冬、阿膠、枇杷葉、貝母之類爲佐。二十餘日後，與余相遇於北關官廨，自言咳嗽已愈，惟早起氣覺短促，餘無他病。余察其面部皮裏膜外伏青黯之色，環口尤甚，按其脈數而弦芤，重按之散而無神。遂直告之曰：此群陰用事，陽光欲熄之候，宜拋去前藥，以白朮、附子濃煎，調生薑自然汁半杯，六七服尚可急救。葉公以余言太激而不答。是晚，自覺倦怠異常，前醫仍用熟地一兩，黨參五錢，枸杞、麥冬、阿膠各三錢，杜仲、酒芍、當歸各二錢，炙甘草一錢，服之，次早神昏不語，痰涎如湧。渠胞弟驚告，余曰：前言一線殘陽，扶之尚恐不及，況以熟地等助其陰霾之氣乎？今陰霾之氣上彌天際，痰涎湧盛，狀如中風。蓋以肝爲風木之藏，人當東方生氣將脫之頃，往往外呈此象，其實與中風無異也。診其脈弦數散亂，三五不調，余直辭不治，次日未刻果歿。庚午秋七月，前任天津尹丁名攀龍，過余旅寓，見其面上皮裏黧黑，環唇更甚，臥蠶微腫，鼻上帶些青色。余直告之曰：君有水飲之病根，挾肝氣而橫行無忌。此時急療可愈，若遲至二十日，病一發作，恐醫日多，方日雜，總不外氣血痰鬱四字，定出搔不著癢之套方，即有談及水飲，緩治以六君、二陳加減，峻治以滚痰、黑錫，專行此敷衍題面，而題理、題神則盡錯矣。以藥試病，試窮則變計，雖盧扁莫何！丁君心怪言之過激，弗聽。至七月下旬病作，中秋後漸重。九月下旬邀診，余告之曰：向者所陳之弊，今一一蹈之。前說明病發後毋庸用藥，非自今推諉。然無中生有之治法，惟《金匱·咳嗽篇》用十棗湯云：咳家其脈弦者，有水，此主之。又云：支飲家咳煩胸中痛者，不卒死，至一百日或一歲，亦宜用此湯。推病根成於舊歲冬初，未及一歲，且病發止六十餘日，尚在百日之內。喻嘉言《醫門法律·咳嗽續論篇》言之甚詳，俟有識有膽者用之，而余則不能。坐中有一老醫力爭不可，余姑擬龍牡甘苓行水化氣等藥而去，遂不復延。嗣余奉委到高陽辦理賑務，聞渠延醫滿座，日以熟地、枇杷葉、炮薑、附子、肉桂、人參，服之不斷，漸至大喘，腫脹吐血，大衄，耳目俱出血，小水全無而歿。此皆怪災病之新案。

二

張隱庵曰：順治辛卯歲，予年四十有二。八月中，生一胃脘癰，在鳩尾斜下右寸許，微腫不紅，按之不痛，隱隱然如一雞卵在內。姚繼元先生視之曰：此胃脘癰也，一名捧心癰，速宜解散，否則有性命之憂。與一大張膏藥，上加末藥二三錢。午間烘貼，至暮手足蘇軟，漸至身不能轉側，仰臥於書齋，心煩意亂，屏去家人。至初更時，癰上起一毒氣，從左乳下至肋下脅，入於左腎，入時如燒錐刺入，眼中一陣火光，大如車輪，神氣昏暈，痛楚難言。火光漸搖漾而散，神昏始蘇。過半時許，其氣復起，其行如舊，痛楚如前，如此者三四次。予思之，此戊與癸合也。然府邪入藏，自分必死，妄想此毒氣不從脅下入腎，得從中而入於腸胃，則生矣。如此靜而行之，初次不從，二次即隨想而仍從於左乳下入於腸中，腹中大鳴，無從前之痛楚矣。隨起隨想，因悟修養之道，氣隨想而運用者也。運氣法大能起鼓脹之證，勞怯咳嗽亦妙。至天明大泄數次，胸膈寬疏。繼元先生復視之曰：毒已散解，無妨事矣。至次年中秋復發，仍用膏藥、末藥，毫無前番之狀，而腫亦不消。予因想運氣之妙，徑行坐臥，以手按摩，意想此毒氣仍歸腸胃而出，如此十餘日而散。

按：讀此案，知病家不能深信，斷斷不可勉強相從。且不必言及治當何法，應用何方，恐後到之醫，矯吾言而走入錯路，又恐其從吾言而還致生疑，不如三緘其口之爲得。

三

喻嘉言《寓意草》云：王岵翁深知醫理，投劑咸中肯綮，所以長年久世。然苦耳鳴，不樂對客。其左右侍從誰能究心醫藥之事，前病獲安，競以爲人參之力，而卸禍者反得居功，謂其意中原欲用參，但不敢專主，姑進余商權，以示詳慎耳。於是善後之宜，一以諉之，曾不顧夫一誤再誤也。前所患虛風症，余用甘寒藥二劑稍效，俄焉更醫而致危，不得已又召余視之。雖用旋覆代赭二劑回天，然前此虛風本症尚無暇於驅除，而主家及醫其時方競誇人參之力，謂調理更宜倍用，無俟參酌。獨不思虛風醞釀日深，他日再求良治，不能及矣。余向爲岵翁視病，言無不聽，獨患此大病，竟不樂與交談，且日來喜食羊肉、河豚以召風，然亦不自由也。蓋風煽胃中，如轉丸之捷，食入易消，不得不借資於厚味，而不知胃中元氣久從暗耗，設虛風止熄，即清薄之味尚不易化，況於肥甘乎？今之醫家，全不究病前病後消息，明語以虛風之證，竟不知虛風爲何物，奈何言醫耶！奈何言調攝耶！彼時余適有浙遊，旋日復得重恙，召診時語余云：一病幾危，今幸稍可，但徹夜撰改本章不輟，神亂奈何？余對曰：胃風久熾，津液干槁，真火内燔。宜用知母一兩，人參、甘草各一錢，日進二劑自安。衆議方中用參太少，且無補藥佐之，全無取義，竟置不用。連進參朮，大劑不效，越三日，劑中人參竟加一兩，服後頃刻，氣高不返而逝。

按：讀此案，以自知醫理與平時心服之人，忽爲時醫蠱惑，侍從尼阻，竟至不能用而死。可知命之所定，非人力所能主也。嘉言既盡其道，可告無罪於王岵翁，而人言不足恤也。余因之有感焉。天下事，事後易爲智，大病一愈，邀功者議補議溫，紛紛不一，以致既愈之後，仍留遺患者有之，垂成忽敗者有之。夫大病自我愈之，而善後之計不復一商者，其故有二：一以勝任有人也，一以酬謝可免也。偷薄之風，適以殞命。堪發一嘆！

考二章

錢天來云：漢之一兩，即今之二錢七分也；一升，即今之二合半也。汪苓友云：古云銖者，六銖爲一分，即二錢半，二十四銖爲一兩也。云一升者，即今之大白盞也。古方全料謂之一劑，三分之一謂之一服。凡用古方，先照原劑，按今之碼子折實若干重。古方載三服者，只取三分之一，遵法煎服；載兩服者，宜分兩次服之；頓服者，取一劑而盡服之。祇要按今之碼子折之。至大棗、烏梅之類，仍照古方枚數，以碼子有古今之不同，而果枚古今無異也。

程扶生云：古以二十四銖爲一兩，一兩分爲四分去聲，六銖爲一分，計二錢五分。則所謂十八銖者，蓋三分之重，古之七錢半也。然以古今量度及秬黍考之，以一千二百黍之重，實於黃鍾之龠，得古之半兩，今之三錢也。合兩龠爲合，得古之一兩，今之六錢也。十銖爲一千黍之重，今之二錢半也。一銖爲百黍之重，今之二分半也。或又謂古今量度，惟漢最小，漢之一兩，惟有今之三錢半強。故《千金》《本草》以古三兩爲今一兩，古三升爲今一升。然世有古今，時有冬春，地有南北，人有強弱，大約古用一兩，今用一錢足矣。宜活法通變，不必膠柱而鼓瑟，則爲善法仲景者矣。

愚按：諸說頗有異同。大抵古之一兩，今折爲三錢。不泥於古，而亦不離於古也。

勸讀十則

——凡積重難反之勢，驟奪其所好，世必驚疑，今且淺而商之。明藥性始於《神農本經》，論病情始於《靈樞》《素問》，以藥治病始於伊尹《湯液》。迨漢仲師出，集伊聖及上古相傳之經方，著《傷寒論》及《金匱玉函經》二書。《外臺》謂又有《小品》一書，今失傳。方諸舉業家，與四子書無異，而猶有疑之者，豈四子之書亦不可讀乎？則以讀仲師書爲第一勸。

——仲師書文義古奧難讀，即劉張朱李四家。明時以張長沙與劉河間、李東垣、朱丹溪爲四家，此李士材之誤也。張石頑云：張是張子和。當知相沿之誤。雖尊仲聖之名，鮮有發揮。更有庸妄者顛倒是非，謂仲師專工於傷寒。其桂枝、麻黄只行於西北，宜於冬月，以芎蘇羌獨荆防等劑爲感冒切用之品，以補中、歸脾、八珍、六味等方爲雜病平穩之方。百病不究根由，只以多熱爲陰虚，多寒爲陽虚，自誇爲挈領提綱之道。究竟僞術相師，能愈一大病否？夜氣猶存，舉生平所治之證平心自問，當亦知所變計也。則以知過必改爲第二勸。

——經方效如桴鼓，非若後世以地黄補陰，以人參補陽，以香砂調氣，以歸芎調血，籠統浮泛，待病氣衰而自愈也。《内經》云：一劑知，二劑已。又云：覆杯而臥。《傷寒論》云：一服愈，不必盡劑。可知古人用藥，除宿病痼病外，其效只在半劑、一二劑之間。後世如《薛立齋醫案》云：服三十餘劑及百劑效。李士材云：備參五斤，期於三月奏效。此豈果服藥之效哉？乃病氣衰而自愈，若輩貪天之功而爲己力也。余閲其案，深憫病人之困於藥甚於桎梏也。則以經方之療效神速爲第三勸。

——《傷寒論》一百一十三方，以『存津液』三字爲主。試看桂枝湯和平解肌，無一非養液之品。即麻黄湯輕清走表，不加薑之辛熱、棗之甘壅，從外治外，不傷營氣，亦是養液之意。故統制一劑，分爲三服，不必盡劑可愈，愈後亦無他病。近醫芎、蘇、羌、獨、荆、防、蒼、芷苦燥辛烈，大傷陰氣。最陋是吾閩習氣，謂二陳湯爲發汗平穩之劑。方中如陳皮之耗氣，半夏之耗液，性澀。如血出不止，以此藥生搗敷之则止。止血即止汗之驗。茯苓滲利太早，致邪陷入少陰。皆所以涸其汗源。此二字，余切究十年方悟。留邪生熱，以致變成煩躁大渴、譫語神昏等證，所謂庸醫誤人者此也。至於《金匱》一百四十三方，大旨是『調以甘藥』四字。後世之四君子湯、補中益氣湯及四物、八珍、十全、歸脾、逍遥等劑，頗得甘調之義，而偏駁不馴，板實不靈，又不可不知。則明經方之有利無害，爲第四勸。

——仲師爲醫中之聖人，非至愚孰敢侮聖？所疑者其方也。方中無見證治證之品，且銖、兩、升、斗畏其大劑，不敢輕試。不知本草亂於宋元諸家，而極於明之李時珍。能讀《本經》洞達藥性者，自知其三四味中備極神妙。況古人升斗權衡，三代至漢，較之今日，僅十之三。每劑分三服，一服亦不過七八錢與兩零而已，較之時方之重者乃更輕。今以古今之碼子折算，又爲之淺淺解釋。俾知經方道本中庸，人與知能，爲第五勸。

——先入爲主，人之通患也。桂枝湯、小柴胡湯，無論傷寒雜病，陽經陰經，凡營衛不和者，得桂枝而如神；邪氣不能從樞而外轉者，得柴胡而如神。今人惑於《活人》春夏忌桂之説，又惑於前醫邪在太陽，誤用柴胡反致引入少陽之説，及李時珍虛人不可多用，張景岳制五柴飲列於散陣，遂致應用不用，誤人無算。而不知二藥神農列之上品，久服可以卻病延年。今之信各家而不信神農，誠可怪也。閩醫習見余用桂枝湯，萬無一失。此數年來，自三錢亦用至八九錢而效者，咸知頌予創始之德。至於柴胡，不過四錢而止，而浙省江蘇每用必以鱉血拌蒸，最多不過二錢，皆先入之說誤之也。不知長沙方柴胡用至八兩，取其性醇，不妨多服，功緩必須重用也。《本經崇原》云：柴胡出於銀州者佳。今肆中另有一種銀柴胡，不知何草之根，害人不淺。推之細辛、五味用不過一錢，大棗不過二枚，生薑不過二片，種種陋習，皆違經旨。吾願同事者先迸去市中徇人惡習，而以愈達愈上爲第六勸。

——起死回生，醫之道也。如醫家束手，病家待斃，察其爲雜法所誤，先與病家說明，璧其方資，愈不受謝。照仲師法，四逆、白通以回陽，承氣、白虎以存陰。助其樞轉，運其鍼機；藏府調和，統歸胃氣；危急拯救，不靠人參。此一句，爲病家之腦後下一鍼也。經方無用參爲救急法，惟霍亂有理中丸湯方。然汗厥脈微欲絕，以通脈四逆加豬膽湯爲主，又無取乎人參。第不可與讀薛氏、景岳等書人說也。力肩其任，亦可救十中二三。余自臨證三十餘年，知經方之權奪造化，爲第七勸。

——經方愈讀愈有味，愈用愈神奇。凡日間臨證立方，至晚間一一於經方查對，必別有神悟。則以溫故知新爲第八勸。

——醫門之仲師，即儒宗之宣聖。凡有闡揚聖訓者則遵之，其悖者則貶之。障川東流，功在吾輩。如四家中，劉河間書雖偏苦寒，尚有見道之言；朱丹溪雖未究源頭，卻無支離之處；張子和瑕瑜參半；最下是李東垣，樹論以脾胃爲主，立方以補中爲先，徇其名而亡其實，燥烈劫陰，毫無法度。嘗考醫論中載其人富而好名，巧行其術，邪說流傳，至今不熄，正與仲師『養津液』及『調以甘藥』之法相反，不可不知。至於李時珍、王宇泰之雜，李士材之淺，薛立齋之庸，趙養葵之妄，張景岳、陳遠公、馮楚瞻之浮誇影響，不使一字寓目，方可入於精微之奧。坊刻汪訒庵等本，雖云耳食，卻有一二道得著處，但於仲師方末，雜引陶節庵諸輩臆說，不無朱紫之亂。

入門時姑參其說，終爲鄉願矣。則以專一不雜爲第九勸。

——亞聖有云：予豈好辯哉！不得已也。今醫學各成門戶，所藉乎明先聖之功，溯委窮源，不絕於口，則陷溺未久及穎慧過人者，自必悔而就學，道不孤矣。若言之過激，則怨而生謗；位置過高，則畏而思避。踽踽獨行，濟人有幾？凡我同人，務宜推誠相與。誠能動物，俾此道日益昌明。則以有言無隱，和氣可親爲第十勸。

卷一

閩 長樂 陳念祖修園 著

長男 蔚 古愚 擬註

次男元犀 靈石 參訂

孫 男 心典 心蘭 同校字

太陽方

桂枝湯 治自汗惡風，頭疼體痛，發熱，脈浮緩，名曰中風。方下所言證治，照仲景《內臺》方原文。建安許宏《集議》與《傷寒論》詳略不同，後仿此。

桂枝三兩，去皮。桂枝止取梢尖嫩枝，內外如一。若有皮骨者去之，非去枝上之皮也。後仿此 **芍藥**三兩 **甘草**二兩，炙 **生薑**三兩，切

大棗十二枚，擘

右五味，㕮咀，以水七升，微火煮取三升，去滓，適寒溫，服一升。服已須臾，啜熱稀粥一升餘，以助藥力。溫覆令一時許，遍身漐漐微似有汗者益佳，不可令如水流漓，病必不除。若一服汗出病瘥，停後服，不必盡劑。若不汗，更服依前法。又不汗，後服小促其間，半日許令三服盡。若病重者，一日一夜服，周時觀之。服一劑盡，病症猶在者，更作服。若汗不出，乃服至二三劑。禁生冷粘滑肉麵五辛酒酪臭惡等物。

歌曰　項強頭痛汗憎風，桂芍生薑三兩同，棗十二枚甘二兩，解肌還藉粥之功。

蔚按：桂枝辛溫陽也，芍藥苦平陰也。桂枝又得生薑之辛，同氣相求，可恃之以調周身之陽氣。芍藥而得大棗、甘草之甘，苦甘合化，可恃之以滋周身之陰液。師取大補陰陽之品養其汗源，爲勝邪之本。又啜粥以助之，取水穀之津以爲汗，汗後毫不受傷。所謂立身於不敗之地，以圖萬全也。

桂枝加葛根湯 治太陽病項背強几几，反汗出惡風者。

桂枝三兩，去皮 芍藥三兩 甘草二兩，炙 生薑三兩，切 大棗十二枚，擘 葛根四兩

右六味，㕮咀，以水一斗，煮葛根，減二升，去上沫，納諸藥，煮取三升，溫服一升，覆取微似汗。不須啜粥。餘如桂枝將息及禁忌法。

歌曰 葛根四兩走經輸，太陽之經輸在背。項背几几反汗濡，邪之中人，始於皮膚，次及肌絡，次及經輸。邪在經輸則經輸實而皮毛虛，故反汗出而惡風。只取桂枝湯一料，加來此味妙相須。一本，芍藥減去一兩。

張令韶曰：桂枝湯解肌，加葛根以宣通經絡之氣。蓋葛根入土最深，其藤延蔓似絡，故能同桂枝直入肌絡之內，而外達於膚表也。

桂枝加附子湯　治太陽發汗，遂漏不止，其人惡風，小便難，四肢微急，難以屈伸者。

桂枝湯原方加附子一枚，炮去皮，破八片。

右六味，㕮咀，以水七升，煮取三升，去渣，溫服一升。

歌曰　汗因過發漏漫漫，肢急常愁伸屈難，尚有尿難風又惡，桂枝加附一枚安。

男元犀按：太陽之藏即是少陰。太陽病本宜發汗，發之太過而爲漏不止，必用附子以固之。重至肢厥，必用四逆輩以救之。若惡風，小便難，四肢微急，難以屈伸者，皆汗出過多脫液。尚喜腎中之真陽未亡，只用附子大補少陰之氣，得桂枝湯爲太陽之專藥，令陰交於陽則漏止，漏止則液不外脫，而諸證俱除矣。

桂枝去芍藥湯 治太陽病下之後，脈促胸滿者。

桂枝湯原方去芍藥。

右四味，以水七升，煮取三升，溫服一升。

桂枝去芍藥加附子湯 治同前，更加微寒者。

即前方加附子一枚，炮去皮，破八片。

右五味，吹咀，以水七升，煮取三升，去滓，溫服一升。惡寒止，停後服。

歌曰 桂枝去芍義何居？胸滿陰彌要急除，若見惡寒陽不振，更加附子一枚俱。

蔚按：《傷寒論》大旨，以得陽則生。上節言汗之遂漏，慮其亡陽，此節言下後脈促胸滿，亦恐亡陽。蓋太陽之氣由至陰而上於胸膈，今因下後而傷胸膈之陽，斯下焦濁陰之氣僭居陽位而爲滿，脈亦數中一止而爲促，治宜急散陰霾。於桂枝湯去芍藥者，恐其留戀陰邪也。若見惡寒，爲陽虛已極，徒抑其陰無益，必加熟附以壯其陽，方能有濟。喻嘉言、程扶生之解俱誤。

桂枝麻黃各半湯 治太陽病得之八九日，過經如瘧狀，與往來寒熱不同，故曰如瘧。發熱惡寒，現出太陽經真面目。熱多寒少，太陽以陽爲主，熱多是主勝客負，爲將解之兆。其人不嘔，邪不轉屬少陰。清便自可，邪不轉屬陽明。一日二三度發。瘧之寒熱有定候，此則或二或三，無定候也。太陽之陽氣有權，則邪氣有不能自容之象。脈微緩者，微則邪衰，緩則正復。爲欲愈也。自起句至此爲一節，言邪輕欲自解，不藥可愈也。脈微上節以微與緩對舉，此節但云微而不云緩者，以邪衰而正亦衰也。而惡寒者，上節以發熱惡寒對舉，此節但云惡寒不云發熱，便是大眼目處。且熱多寒少爲主勝客負之兆，若寒多熱少即爲客勝主負之兆，況但寒無熱之證乎？此陰陽俱虛，陰陽認作氣血則誤甚。要知太陽以陽爲主，今脈微即露出少陰之沈細象，惡寒即露出少陰之厥冷及背惡寒象，不獨太陽虛，即少陰亦虛也。陰陽指太少言最切。不可更發汗、更吐、更下也。自脈微至此句爲一節。提出『虛』字，便可悟芍藥甘草附子湯之法，又可悟四逆湯及附子湯之法矣。師不出方，即引而不發之道。面色反有熱色者，『反』字是大眼目。言脈微惡寒，面色不宜有熱色，今反見熱色者，以其人陰陽雖曰俱虛，而陽氣尚能鼓鬱熱之氣而見於面色。未欲解也，『欲』字可味。太陽以陽爲主，猶幸陽氣未敗，尚能鼓過經之邪見於面色，獨恨陽氣已虛，不能遂其所欲，合作小汗而解。以其不得小汗出，身必癢。申上未欲解意。辨面色之熱，兼征之周身作癢。宜桂枝麻黄各半湯。邪欲出而不能自出，故藉此方以助之。自面有熱色至此，又是一節。通章以『太陽病得之八九日』一句爲主，言過經之病也。下分三節，節節相承，一層剝起一層。自有註《傷寒論》以來，千百餘年無有一人道及，今特詳註之。

桂枝一兩十六銖　芍藥一兩　生薑一兩　甘草一兩，炙　麻黄一兩，去節　大棗四枚　杏仁二十四枚，湯浸，宜去皮尖及兩仁者。後仿此

右七味，以水五升，先煮麻黄一二沸，去上沫，納諸藥，煮取一升八合，去渣，溫服六合。

歌曰　桂枝一兩十六銖，甘芍薑麻一兩符，杏廿四枚棗四粒，面呈熱色癢均驅。

蔚按：《內臺》載此方即桂枝湯原方分兩，加麻黄二兩、杏仁七十個，白水煎服，取微汗。許宏《方議》云：桂枝湯治表虛，麻黄湯治表實，二者

均曰解表，霄壤之異也。今此二方合而用之，乃解其表不虛不實者也。

桂枝二麻黄一湯　治太陽病形如瘧，日再發，汗出必解。

桂枝一兩十七銖　芍藥一兩六銖　麻黄十六銖　生薑一兩六銖　杏仁十六個　甘草一兩二銖　大棗五枚

右七味，以水五升，先煮麻黄一二沸，去上沫，納諸藥，煮取二升，去滓，溫服一升，日再。

歌曰　一兩六銖芍與薑，麻銖十六杏同行，桂枝一兩銖十七，草兩二銖五棗匡。

蔚按：服桂枝湯宜令微似汗。若大汗出、脈洪大，爲汗之太驟，表解而肌未解也。仍宜與桂枝湯，以啜粥法助之。若形似瘧，日再發者，是肌邪、表邪俱未淨，宜桂枝二以解肌邪，麻黄一以解表邪。

卷二

閩　長樂　陳念祖修園　著
長男　蔚　古愚　擬註
次男元犀　靈石　參訂
孫　男　心典 心蘭　同校字

太陽方

白虎加人參湯

治發汗後熱不退，大煩渴飲水者。

知母六兩　石膏一斤，碎，綿裹　甘草二兩，炙　粳米六合　人參三兩

右五味，以水一斗，煮米熟湯成，去滓，溫服一升，日三服。

歌曰：服桂渴煩大汗傾，液亡肌腠涸陽明，膏斤知六參三兩，二草六粳米熟成。

蔚按：上節言服桂枝大汗出而邪反不能淨，宜仍服桂枝以發汗之，或桂枝二麻黄一湯合肌表而並汗，皆所以竭其餘邪也。此節言大汗出外邪已解，而汗多亡陽明之津液。胃絡上通於心，故大煩；陽明爲燥土，故大渴；陽氣盛，故脈洪大。主以石膏之寒以清肺，知母之苦以滋水，甘草粳米之甘、人參之補，取氣寒補水以制火，味甘補土而生金，金者水之源也。

桂枝二越婢一湯　治太陽病發熱惡寒，熱多寒少，脈微弱者，此無陽也，不可發汗，此湯主之。

桂枝十八銖　芍藥十八銖　麻黄十八銖　甘草十八銖　大棗四枚　生薑一兩二銖　石膏二十四銖

右七味，以水五升，煮麻黄一二沸，去上沫，納諸藥，煎取二升，去滓，溫服一升，本方當裁爲越婢湯、桂枝湯合飲一升，今合爲一方，桂枝二越婢一。

歌曰 桂芍麻甘十八銖，生薑一兩二銖俱，膏銖廿四四枚棗，要識無陽旨各殊。

論中『無陽』二字，言陽氣陷於陰中，既無表陽之證，不可發其表汗，故用越婢湯。方中石膏質重而沈滯，同麻黄之勇直入於裏陰之中，還同桂枝湯復出於肌表而愈。

蔚按：本方分兩甚輕，大抵爲邪氣輕淺者設也。太陽以陽爲主，所云熱多寒少，是陽氣欲勝陰邪之兆；所云脈微弱，是指脈不緊盛；所云無陽不可發汗，是指此證此脈無陽邪之太盛，不可用麻黄湯發其汗，只用此湯清疏營衛，令得似汗而解也。書中『陰陽』二字，有指氣血而言，有指元陰元陽而言，有指藏府而言，有指表裏而言，有指寒熱而言，有指邪正而言。非細心如髮者每致誤解，即高明如程扶生輩，亦以『無陽』二字認爲陽氣虚少。甚矣！讀書之難也。

桂枝去桂加茯苓白朮湯　治服桂枝湯，或下之，仍頭項強痛，翕翕發熱無汗，心下滿微痛，小便不利者。

芍藥三兩　甘草二兩，炙　生薑三兩　茯苓三兩　白朮三兩　大棗十二枚

右六味，以水八升，煮取三升，去滓，溫服一升。小便利則愈。

歌曰　朮芍苓薑三兩均，棗須十二效堪珍，炙甘二兩中輸化，水利邪除立法新。

蔚按：上節言太陽之氣内陷於脾而不能外達，此節言太陽之氣内陷於脾

而不能轉輸也。用桂枝湯後，而頭痛、項強、翕翕發熱、無汗之證仍在，其病機在於『無汗』二字。知桂枝湯之不能絲絲入扣也，或者悔桂枝湯之誤而下之，無如表證悉俱，轉因誤下而陷於脾，以致心下滿微痛，小便不利，其病機在於『小便不利』四字。桂枝之長於解肌，不長於利水。服五苓散多飲暖水以出汗，師有明訓，知桂枝之不可不去也。太陽之氣陷於中土，心下爲脾之部位，故滿而微痛；脾不能轉輸其津液，故小便不利。今用桂枝湯去桂而加白朮、茯苓，則轉輸靈而小便自利，小便利而太陽之氣達於內外，而內外之邪俱淨矣。

又按：經方分兩輕重，變化難言。有方中以分兩最重爲君者，如小柴胡湯柴胡八兩，餘藥各三兩之類是也；有方中數味平用者，如桂枝湯芍、桂、生薑各三兩，而以桂枝爲君是也；有一方各味等分者，如豬苓湯各味俱一兩，而以豬苓爲君是也；有方中分兩甚少而得力者，如甘草附子湯中爲使之桂枝四兩，而所君之甘草只二兩是也；又如炙甘草湯中爲使之地黄一斤，而所君之炙甘草只四兩是也。然此雖輕重莫測，而方中有是藥而後主是名，未有去其藥而仍主其名，主其名即所以主其功。如此證頭項强痛、翕翕發熱，爲太陽桂枝證仍在，因其誤治，遂變其解肌之法而爲利水，水利則滿減熱除，而頭項强痛亦愈。主方在無藥之處，神乎其神矣。

甘草干薑湯　治誤汗，吐逆、煩躁而厥者主之。

甘草四兩　干薑二兩，炮

右㕮咀，以水三升，煮取一升五合，去滓，分溫再服。

歌曰　心煩火盛脚急熱盛灼筋理須明，攻表誤行厥便成，二兩炮薑甘草四，熱因寒用奏功宏。

蔚按：誤服桂枝湯而厥，其爲熱厥無疑。何以又用甘草、干薑乎？而不知此方以甘草爲主，取大甘以化薑桂之辛熱，干薑爲佐，妙在炮黑，變辛爲苦，合甘草又能守中以復陽也。論中干薑俱生用，而惟此一方用炮，須當切記。或問亡陽由於辛熱，今干薑雖經炮帶些苦味，畢竟熱性尚存，其義何居？答曰：此所謂感以同氣，則易入也。子能知以大辛回陽主薑附而佐以膽尿之妙，便知以大甘復陽主甘草而佐以干薑之神也。推之，僵蠶因風而死，取之以治中風；驢爲火畜，大動風火，以伏流之阿水造膠，遂能降火而熄風，皆古聖人探造化之微也。仲景又以此湯治肺痿，更爲神妙。後賢取治吐血，蓋學古而大有所得也。

芍藥甘草湯 治誤汗傷血，厥逆腳攣急主之。

芍藥四兩 甘草四兩，炙

右三味，㕮咀，以水三升，煮取一升半，去滓，分溫再服之。

歌曰　芍甘四兩各相均，兩腳拘攣病在筋，陽旦誤投熱氣爍，苦甘相濟即時伸。

蔚按：芍藥味苦，甘草味甘，苦甘合用，有人參之氣味，所以大補陰血。血得補則筋有所養而舒，安有拘攣之患哉？時醫不知此理，謂爲戊已湯以治腹痛，有時生熟並用，且云中和之劑，可治百病。凡病人素溏與中虛者，服之無不增劇，誠可痛恨。

調胃承氣湯　治汗後惡熱譫言，心煩中滿，脈浮者主之。

大黃四兩，去皮，酒洗　甘草二兩，炙　芒硝半升

右三味，㕮咀，以水三升，煮取一升，去滓，納芒硝，更上火微煮令沸，少少溫服之。

歌曰　調和胃氣炙甘功，硝用半升地道通，草二大黃四兩足，法中之法妙無窮。

蔚按：此治病在太陽而得陽明之陽盛證也。經曰：熱淫於內，治以咸寒；火淫於內，治以苦寒。君大黃之苦寒，臣芒硝之咸寒，而更佐以甘草之甘緩，硝黃留中以泄熱也。少少溫服，亦取緩調之意。

次男元犀按：調胃承氣湯此證用之，可救服桂枝遺熱入胃之誤；太陽之陽盛證用之，能泄肌熱以作汗；陽明證用之，能調胃氣以解微結。《內臺》方自註云：『脈浮者』三字，大有意義。

四逆湯　治下利清穀，三陰厥逆，惡寒，脈沈而微者，此方主之。此乃溫經救陽之峻劑也。

甘草二兩，炙　干薑一兩半　附子一枚，生用，去皮，切八片右三味，㕮咀，以水三升，煮取一升二合，去滓，分溫再服。強人可大附子一枚，干薑三兩。

歌曰　生附一枚兩半薑，草須二兩少陰方，建功薑附如良將，將將從容藉草匡。

蔚按：四逆湯爲少陰正藥。此證用之以招納欲散之陽，太陽用之以溫經，與桂枝湯同用以救裹，太陰用之以治寒濕，少陰用之以救元陽，厥陰用之以回薄厥。

次男元犀按：生附子、干薑，徹上徹下，開闢群陰，迎陽歸舍，交接十二經，爲斬旗奪關之良將。而以甘草主之者，從容籌畫，自有將將之能也。

葛根湯　治太陽病項背几几，無汗惡風者。又治太陽與陽明合病，必自下利，此方主之。

葛根四兩　麻黄三兩，去節　甘草二兩，炙　芍藥二兩　桂枝二兩　生薑三兩

大棗十二枚

右七味，㕮咀，以水一斗，先煮葛根、麻黄，减二升，去上沫，納諸藥，煮取三升，去滓，溫服一升，覆取微似汗，不須啜粥。餘如桂枝法將息及禁忌。

歌曰　四兩葛根三兩麻，棗枚十二效堪嘉，桂甘芍二薑三兩，無汗憎風下利誇。項背几几太陽病　太陽陽明合病

蔚按：第二方桂枝加葛根湯與此湯，俱治太陽經輸之病。太陽之經輸在背，經云：邪入於輸，腰脊乃強。師於二方皆云治項背几几，几几者，小鳥羽短，欲飛不能飛，而伸頸之象也。但前方治汗出，是邪從肌腠而入輸，故主桂枝；此方治無汗，是邪從膚表而入輸，故主麻黄。然邪既入輸，肌腠亦

病，方中取桂枝湯全方加葛根、麻黃，亦肌表兩解之治，與桂枝二麻黃一湯同意，而用卻不同，微乎其微乎！葛根性用解見第二方。

張令韶曰：太陽與陽明合病，必自下利者，太陽主開，陽明主合。今太陽合於陽明，不從太陽之開，而從陽明之合，病合反開，故必自下利。下利者，氣下而不上也。葛根之性，延蔓上騰，氣騰於上，利自止矣。

葛根加半夏湯　治太陽與陽明合病，不下利，但嘔者，此方主之。

葛根湯原方，加半夏半升，洗。煎服同前。

歌曰　二陽太陽與陽明合病下利葛根誇，不利旋看嘔逆嗟，須取原方照分兩，半夏半升洗來加。

張令韶曰：不下利但嘔者，太陽之氣仍欲上達而從開也。因其勢而開之，故加半夏以宣通逆氣。

葛根黄芩黄連湯 治太陽病桂枝證，醫反下之，利遂不止。脈促者，表未解也。喘而汗出者，此湯主之。

葛根半斤 甘草二兩 黄芩二兩 黄連二兩

右四味，以水八升，先煮葛根，減二升，納諸藥，煮取二升，去滓，分溫再服。

歌曰 二兩黄芩二兩甘，葛根八兩論中談，喘而汗出脈兼促，誤下風邪利不堪。一本黄連三兩。

蔚按：太陽桂枝證而反下之，邪由肌腠而内陷於中土，故下利不止。脈促與喘汗者，内陷之邪欲從肌腠外出而不能出。湧於脈道，如疾行而蹶爲脈促；湧於華蓋，肺主氣而上喘，肺主皮毛而汗出。方主葛根，從裏以達於表，從下以騰於上。輔以芩連之苦，苦以堅之，堅毛竅而止汗，堅腸胃以止瀉。又輔以甘草之甘，妙得苦甘相合，與人參同味而同功，所以輔中土而調脈道，真神方也。許宏《方議》云：此方亦能治陽明大熱下利者，又能治嗜酒之人熱喘者，取用不窮也。蔚按：金桂峯之女患痢，身熱如焚，法在不治。余斷其身熱爲表邪，用人參敗毒散，繼服此方全愈。益信長沙方之取用不窮也。

麻黃湯　治太陽病頭疼發熱，身疼腰痛，骨節疼痛，惡寒無汗而喘者，此方主之。

麻黃三兩，去節　桂枝二兩，去皮　杏仁七十個，去皮尖　甘草一兩，炙

右四味，以水九升，先煮麻黃減二升，去上沫，納諸藥，煮取二升半，去滓，溫服八合，覆取微似汗，不須啜粥。餘如桂枝法將息。

按：今醫不讀《神農本草經》，耳食庸醫唾餘，謂麻黃難用，而不知氣味輕清，視羌、獨、荆、防、薑、葱較見純粹。學者不可信俗方而疑經方也。

歌曰　七十杏仁三兩麻，一甘二桂效堪誇，喘而無汗頭身痛，溫覆休教粥到牙。

蔚按：以上俱言桂枝證，至此方言麻黄證也。方下所列各證，皆兼經氣而言。何謂『經』？《内經》云：太陽之脈，上連風府，上頭項，挾脊，抵腰，至足，循身之背是也。何謂『氣』？《内經》云：太陽之上，寒氣主之。又云：三焦膀胱者，腠理毫毛其應。是太陽之氣主周身之表而主外也。桂枝證病在肌腠，肌腠實則膚表虚，故以自汗爲提綱；此證病在膚表，邪在膚表則膚表實，故以無汗爲提綱。無汗則表氣不通，故喘；痛而曰疼，痛之甚也。此經與氣並傷，視桂枝證較重，故以麻黄大開皮毛爲君，以杏仁利氣，甘草和中，桂枝從肌以達表爲輔佐。覆取似汗而不啜粥，恐其逗留麻黄之性，發汗太過也。

大青龍湯　治太陽中風脈浮緊，發熱惡寒，身疼痛，不汗出而煩躁者，此方主之。

麻黄六兩，去節　桂枝二兩，去皮　甘草二兩，炙　杏仁五十枚，一本四十枚　石膏如雞子大，碎　生薑三兩　大棗十二枚

右七味，以水九升，先煮麻黄減二升，去上沫，納諸藥，煮取三升，去滓，溫服一升，取微似汗。汗出多者溫粉撲之，一服汗者停後服。從張氏，節去三句。

歌曰　二兩桂甘三兩薑，膏如雞子六麻黄，棗枚十二五十杏，無汗煩而且躁方。一本杏仁四十枚，甘草三兩。許宏《方議》云：溫粉者，只用白朮、藁本、川芎、白芷各一兩，米粉三兩，爲細末，撲其身則汗止。

蔚按：太陽底面便是少陰。少陰證本無汗，而煩躁證少陰與太陽俱有之。若太陽中風脈浮，爲肌病有欲汗之勢，緊爲表實，仍不得有汗，是肌與表兼病也。發熱爲太陽之標病，惡寒爲太陽之本病，是標與本俱病也。太陽之氣

主周身之毫毛，太陽之經挾脊抵腰，身疼痛是經與氣並病也。風爲陽邪，病甚而汗不出，陽邪內擾，不可認爲少陰之煩躁，以致議溫有四逆湯，議寒有黄連阿膠湯之誤。只用麻黄湯以發表，桂枝湯以解肌，而標本經氣之治法俱在其中。去芍藥者，惡其苦降，恐引邪陷入少陰也。加石膏者，取其質重性寒，紋理似肌，辛甘發散，能使汗爲熱隔之證透達而解，如龍能行雲而致雨也。更妙在倍用麻黄，挾石膏之寒盡行於外而發汗，不留於內而寒中。方之所以入神也。下節言脈即不緊而緩，身即不疼而但重且有輕時，雖不若上節之甚，而無汗與煩躁，審非少陰證，亦可以此湯發之。論云：無少陰證者，此『者』字，承上節不汗出而煩躁言也。

小青龍湯 治傷寒表不解，心下有水氣，干嘔發熱而渴，或咳，或利，或噎，或小便不利，少腹滿，或喘，此方主之。

麻黄三兩　芍藥三兩　細辛三兩　干薑三兩　甘草三兩　桂枝三兩　半夏半升

五味子半升

右八味，以水一斗，先煮麻黄減二升，去上沫，納諸藥，煮取三升，去滓，溫服一升。若微利者，去麻黄，加蕘花如雞子大，熬令赤色；若渴者，去半夏，加栝樓根三兩；若噎者，去麻黄，加附子一枚炮；若小便不利、小腹滿，去麻黄，加茯苓四兩；若喘者，去麻黄，加杏仁半升。

歌曰　桂麻薑芍草辛三，夏味半升記要諳，表不解兮心下水，咳而發熱句中探。柯韻伯云：心下爲火位，水火相射，則水氣之變幻不可拘。如上而不下，則或噎或喘；下而不上，則或渴或利；留於腸胃，則小便不利而小腹因滿矣。惟發熱而咳是爲水證。

加減歌曰　若渴去夏取蔞根，三兩加來功亦壯，微利去麻加蕘花，吳云：此味不常用，以茯苓代之。熬赤取如雞子樣。若噎去麻炮附加，只用一枚功莫上。麻去再加四兩苓，能除尿短小腹脹。若喘除麻加杏仁，須去皮尖半升量。

蔚按：此傷寒太陽之表不解，而動其裏水也。麻桂從太陽以祛表邪，細辛入少陰而行裏水，干薑散胸前之滿，半夏降上逆之氣，合五味之酸、芍藥之苦，取酸苦湧泄而下行。既欲下行，而仍用甘草以緩之者，令藥性不暴，則藥力周到，能入邪氣水飲互結之處而攻之。凡無形之邪氣從肌表出，有形之水飲從水道出，而邪氣、水飲一並廓清矣。喻嘉言云：方名小青龍者，取其翻波逐浪以歸江海，不欲其興雲升天而爲淫雨之意。若泥麻黃過散減去不用，則不成其爲龍，將何恃以翻波逐浪乎？

桂枝加厚朴杏仁湯 治太陽病下之微喘者，表未解也。

桂枝三兩　甘草二兩　芍藥三兩　大棗十二枚　杏仁五十枚　厚朴二兩，炙，去皮　生薑三兩，切

右七味，以水七升，微火煮取三升，去滓，溫服一升，覆取微似汗。

歌曰　下後喘生桂枝證下之微喘及喘家，素有喘，名喘家。桂枝湯外更須加，朴加二兩五十杏，此法微茫未有涯。

參太陽病有在表在外之不同，以皮膚爲表，肌腠爲外也。太陽表病未解而下之，氣不因下内陷而仍在於表，不能宣發而微喘。用桂枝湯從肌而托之於表，加厚朴以寬之，杏仁以降之，表解而喘平矣。與太陽病下之後，其氣上沖者，可與桂枝湯參看。

干薑附子湯　治下之後復發汗，晝日煩躁不得眠，夜安靜，不渴不嘔，無表證，脈沈微，身無大熱者，此方主之。

干薑一兩　附子一枚，生用，去皮，破八片

右二味，以水五升，煮取一升，去滓，頓服。

歌曰　生附一枚一兩薑，晝間煩躁夜安常，脈微無表身無熱，幸藉殘陽未盡亡。

蔚按：太陽底面便是少陰。太陽證誤下之，則少陰之陽既虛，又發其汗，則一線之陽難以自主。陽主於晝，陽虛欲援同氣之救助而不可得，故煩躁不得眠；陰主於夜，陽虛必俯首不敢爭，故夜則安靜。又申之曰：不嘔不渴，脈沈微，無表證，身無大熱，辨其煩躁之絕非外邪，而爲少陰陽虛之的證也。證既的，則以回陽之薑、附頓服何疑。

桂枝加芍藥生薑人參新加湯 治發汗後身疼痛，脈沈遲者。

桂枝三兩 芍藥四兩 甘草二兩，炙 人參三兩 大棗十二枚 生薑四兩

右六味，以水一斗二升，微火煮取三升，去滓，分溫服一升。餘如桂枝湯法。按《內臺》云：白水煎，通口服，不必取汗。此說可存。

歌曰 汗後身疼脈反沈，新加方法軼醫林，方中薑芍還增一，三兩人參

義藴深。

蔚按：此言太陽證發汗後，邪已淨而營虚也。身疼痛證雖似外邪，而血虚不能養營者必痛也。師恐人之誤認爲邪，故復申之曰脈沈遲，以脈沈者病不在表，遲者血虚無以營脈也。方用桂枝湯取其專行營分，加人參以滋補血液生始之源，加生薑以通血脈循行之滯，加芍藥之苦平，欲領薑、桂之辛，不走於肌腠而作汗，潛行於經脈而定痛也。曰新加者，言邪盛忌用人參，今因邪淨而新加之。註家謂有餘邪者，誤也。

麻黄杏仁甘草石膏湯　治發汗後不可更行桂枝湯，若汗出而喘，無大熱者，此湯主之。下後同。

麻黄四兩，去節　杏仁五十枚　甘草二兩，炙　石膏半斤

右四味，以水七升，先煮麻黄，去上沫，納諸藥，煮取二升，去滓，溫

服一升。

歌曰　四兩麻黃八兩膏，二甘五十杏同熬，須知禁桂爲陽盛，喘汗全憑熱勢操。

男元犀按：此借治風溫之病。論曰：太陽病發熱而渴，不惡寒者爲溫病，若發汗已，身灼熱者名風溫一節，未出其方，此處補之。其文略異，其實互相發明。不然，汗後病不解，正宜桂枝湯，曰不可更行者，知陽盛於內也。汗出而喘者，陽盛於內，火氣外越而汗出，火氣上越而喘也。其雲無大熱奈何？前論溫病曰發熱而渴不惡寒者，邪從內出，得太陽之標熱，無太陽之本寒也。今曰無大熱，邪已蘊釀成熱，熱盛於內，以外熱較之而轉輕也。讀書要得間，不可死於句下。至於方解，柯韻伯最妙，宜熟讀之。

柯韻伯曰：此方爲溫病之主劑。凡冬不藏精之人，熱邪伏於藏府，至春風解凍，伏邪自内而出，法當乘其勢而汗之，熱隨汗解矣。此證頭項強痛與傷寒盡同，惟不惡寒而渴以別之。證係有熱無寒，故於麻黄湯去桂易石膏，以解表裏俱熱之證。岐伯所云未滿三日可汗而已者，此法是也。此病得於寒時而發於風令，故又名曰風溫。其脈陰陽俱浮，其證自汗身重。蓋陽浮則強於衛外而閉氣，故身重，當用麻黄開表以逐邪；陰浮不能藏精而汗出，當用石膏鎮陰以清火；表裏俱熱，則中氣不運，升降不得自如，故多眠鼻鼾，語言難出，當用杏仁、甘草以調氣。此方備升降輕重之性，足以當之，若攻下、火熏等法，此粗工促病之術也。蓋内蘊之火邪與外感之餘熱治不同法，是方溫病初起，可用以解表清裏，汗後可復用以平内熱之猖狂，下後可復用以徹伏邪之留戀，與風寒不解用桂枝湯同法。例云：桂枝下咽，陽盛則斃。特開此涼解一法，爲大青龍湯之變局、白虎湯之先著也。然此證但熱無寒，用青龍則不宜薑桂，恐脈流薄疾，斑黃狂亂作矣；此證但熱不虛，用白虎則不宜參米，恐食入於陰則長氣於陽，譫語腹脹矣。此爲解表之劑，若無喘、鼾、語言難出等證，則又白虎之證治矣。凡治溫病表裏之實用此湯，治溫病表裏之虛用白虎加參米，相須相濟者也。若葛根黃芩黃連湯則治痢而不治喘，要知溫病下後，無利不止證，葛根、黃連之燥，非治溫藥。且麻黃專於外達，與葛根之和中發表不同；石膏甘潤，與黃連之苦燥懸殊。同是涼解表裏，同是汗出而喘，而用藥有毫厘之辨矣。

桂枝甘草湯 治發汗過多，其人叉手自冒心，心下悸，欲得按者，此方主之。

桂枝四兩　甘草二兩，炙

右二味，以水三升，煮取一升，去滓，頓服。

歌曰　桂枝炙草取甘溫，四桂二甘藥不煩，叉手冒心虛已極，汗多亡液究根源。

張令韶曰：此發汗多而傷其心氣也。汗爲心液，汗出過多，則心液空而喜按，故用桂枝以保心氣，甘草助中土以防水逆，不令腎氣乘心。

茯苓桂枝甘草大棗湯　治發汗後，其人臍下悸者，欲作奔豚，此方主之。

茯苓半斤　桂枝四兩　甘草四兩，炙　大棗十五枚

右四味，以甘瀾水一斗，先煮茯苓減二升，納諸藥，煮取三升，去滓，溫服一升，日三服。

作甘瀾水法：取水一斗，置在盆內，以杓揚之，水上有珠子五六千顆相逐，取用之。

歌曰　八兩茯苓四桂枝，炙甘四兩悸堪治，棗推十五扶中土，煮取甘瀾兩度施。程知本，甘草二兩。

蔚按：此治發汗而傷其腎氣也。桂枝保心氣於上，茯苓安腎氣於下，二物皆能化太陽之水氣。甘草、大棗補中土而制水邪之溢，甘瀾水速諸藥下行。此心悸欲作奔豚，圖於未事之神方也。

厚朴生薑甘草半夏人參湯　治發汗後，腹脹滿，此方主之。

厚朴半斤，炙，去皮　生薑半斤　半夏半升，洗　甘草二兩　人參一兩

右五味，以水一斗，煮取三升，去滓，溫服一升，日三服。

歌曰　厚朴半斤薑半斤，一參二草亦須分，半升夏最除虛滿，汗後調和法出群。

張令韶曰：此治發汗而傷脾氣。汗乃中焦水穀之津，汗後亡津液而脾氣

虛，脾虛則不能轉輸而脹滿矣。夫天氣不降，地氣不升，則爲脹滿。厚朴色赤性溫而味苦泄，助天氣之下降也；半夏感一陰而生，能啟達陰氣，助地氣之上升也；生薑宣通滯氣，甘草、人參所以補中而滋生津液者也。津液足而上下交，則脹滿自消矣。

茯苓桂枝白朮甘草湯　治傷寒若吐若下後，心下逆滿，氣上沖胸，起則頭眩，脈沈緊，發汗則動經，身爲振搖者，此方主之。

茯苓四兩　桂枝三兩　白朮二兩　甘草二兩，炙

右四味，以水六升，煮取三升，去滓，分溫三服。

歌曰　病因吐下氣沖胸，起則頭眩身振從，茯四桂三朮草二，溫中降逆效從容。

張令韶曰：此治吐下後而傷肝氣也。心下逆滿者，心下爲脾之部位。脾

主中焦水穀之津，吐下以傷其津，遂致脾虛而爲滿，脾虛而肝氣乘之，故逆滿也。氣上沖胸等句，皆言肝病之本脈本證。方中只用桂枝一味以治肝，其餘白朮、茯苓、甘草，皆補脾之藥，最爲得法。即《金匱》所謂『知肝之病，當先實脾』是也。

芍藥甘草附子湯 治發汗病不解，反惡寒者，虛故也，此湯主之。

芍藥三兩　甘草三兩，炙　附子一枚，炮去皮，破八片

以上三味，以水五升，煮取一升五合，去滓，溫服。

歌曰　一枚附子勝靈丹，甘芍平行三兩看，汗後惡寒虛故也，經方秘旨孰能攢。

男元犀按：各家以此證爲發汗虛其表陽之氣，似是而非，於『病不解』三字說不去，且『虛故也』三字亦無來歷。蓋太陽之邪法從汗解，汗而不解，

餘邪未淨，或復煩發熱，或如瘧狀。亦有大汗亡陽明之陽，用白虎加人參法；亡少陰之陽，用真武四逆法，論有明訓也。今但云不解，可知病未退而亦未加也。惡寒而曰『反』者奈何？謂前此無惡寒證，因發汗而反增此一證也。惡寒若系陽虛，四逆輩猶恐不及，竟以三兩之芍藥爲主，並無薑桂以佐之，豈不慮戀陰以撲滅殘陽乎？師恐人因其病不解而再行發汗，又恐因其惡寒而徑用薑附，故特切示曰『虛故也』。言其所以不解，所以惡寒，皆陰陽素虛之故，補虛自足以勝邪，不必他顧也。方中芍藥、甘草苦甘以補陰，附子、甘草辛甘以補陽。附子性猛，得甘草而緩；芍藥性寒，得附子而和。且芍草多而附子少，皆調劑之妙。此陰陽雙補之良方也。論中言虛者，間於節中偶露一二語，單言虛而出補虛之方者只一節。學者當從此隅反之。

茯苓四逆湯 治發汗若下之，病仍不解，煩躁者，此方主之。

茯苓四兩，一本，六兩 人參一兩 附子一枚，生用 甘草二兩，炙 干薑一兩半

右五味，以水五升，煮取三升，去滓，溫服七合，日三服。

歌曰 生附一枚兩半薑，二甘六茯一參嘗，汗傷心液下傷腎，腎躁心煩得媾水火交媾則煩躁定矣。昌。

張令韶曰：此汗下而虛其少陰水火之氣也。汗下之後，心腎之精液兩虛，以致病仍不解，陰陽水火離隔而煩躁也。煩者，陽不得通陰也；躁者，陰不得遇陽也。茯苓、人參，助心主以止陽煩，四逆補腎臟以定陰躁。

五苓散 治發汗後，煩渴欲飲水者主之。

豬苓十八銖 澤瀉一兩六銖 白朮十八銖 茯苓十八銖 桂枝半兩，去皮

右五味，搗爲末，以白飲和服方寸匕，日三服。多飲暖水，汗出愈。

《内臺》：茯苓、豬苓、白朮各一兩，澤瀉二兩，桂枝半兩，爲末。

歌曰　豬朮茯苓十八銖，澤宜一兩六銖符，桂枝半兩磨調服，暖水頻吞汗出蘇。魏念庭云：設非用散而用煎，則内外迎拒，藥且不下，又何能多服暖水不吐乎？

次男元犀按：苓者，令也。化氣而通行津液，號令之主也。豬苓、茯苓、澤瀉皆化氣之品，有白朮從脾以轉輸之，則氣化而水行矣。然表裏之邪不能因水利而兩解，故必加桂枝以解之，作散以散之，多服暖水以助之，使水精四布，上滋心肺，外達皮毛，微汗一出，而表裏之煩熱兩蠲矣。白飲和服，亦即桂枝湯啜粥之義也。

茯苓甘草湯　治傷寒汗出而渴者，五苓散主之，不渴者，此方主之。

茯苓三兩　桂枝二兩　甘草一兩　生薑三兩

右四味，以水四升，煮取三升，去滓，分溫三服。

歌曰　汗多不渴此方求，又治傷寒厥悸優。二桂一甘三薑茯，須知水汗共源流。

蔚按：此承上服五苓散多飲暖水以出汗。人知五苓之用在汗，而不知五苓之證在渴也。五苓證之渴，爲脾不轉輸，非關胃燥。推而言之，不輸於上爲渴，不輸於中爲水逆，不輸於下爲小便不利。雖有煩熱之病，責在水津不能四布，故白朮、桂枝之辛溫不避也。論曰汗出而渴，可知中焦水穀之津發泄而傷脾，脾傷則不能輸津而作渴，故取五苓散布散其水津。若不渴者，中焦之液未傷，只用茯苓甘草湯，取茯苓之利水，俾腎水不沸騰而爲汗。

卷三

閩 長樂 陳念祖修園 著
長男 蔚 古愚 擬註
次男元犀 靈石 參訂
孫 男 心典 心蘭 同校字

太陽方

梔子豉湯

治發汗吐下後，虛煩不得眠，反覆顛倒，心中懊憹者。

梔子十四枚，生用，擘　香豉四合，綿裹

右二味，以水四升，先煮梔子，得二升半，納豉，煮取一升半，去滓，分爲二服，溫進一服。得吐者，止後服。從張本，刪此二句。

歌曰　山梔香豉治何爲，煩惱難眠胸窒宜。十四枚梔四合豉，先梔後豉法煎奇。

男元犀按：此湯舊本有得吐止後服等字，故相傳爲湧吐之方。高明如柯韻伯亦因其說。惟張隱庵、張令韶極辨其訛曰：瓜蒂散一條，本經必曰吐之；梔子湯六節並不言一『吐』字。且吐下後虛煩，豈有復吐之理乎？此因瓜蒂散內用香豉二合，而誤傳之也。愚每用此方，服之不吐者多，亦或有時而吐。要之，吐與不吐，皆藥力勝病之效也。其不吐者，所過者化，即雨露之用也；一服即吐者，戰則必勝，即雷霆之用也。方非吐劑，而病間有因吐而愈者，所以爲方之神妙。梔子色赤象心，味苦屬火，性寒導火熱之下行；豆形象腎，色黑入腎，製造爲豉，輕浮引水液之上升。陰陽和，水火濟，而煩熱、懊憹、結痛等證俱解矣。原本列於太陽，主解煩，非吐劑，而有時亦能湧吐也。韻伯移入陽明，只知爲吐劑，泄陽明之煩熱。即此，爲仁者見仁，知者見知也。

梔子甘草豉湯 治梔子湯證中若少氣者主之。

梔子十四枚　甘草二兩，《內臺》止用半兩　香豉四合

右三味，以水四升，先煮梔子、甘草，取二升半，納豉，煮取升半，去滓，分溫二服。從張氏重訂，下同。

梔子生薑豉湯 治梔子豉湯證中若加嘔者，此方主之。

梔子十四枚　生薑五兩，《內臺》只用一兩　香豉四合

右三味，以水四升，先煮梔子、生薑，取二升半，納豉，煮取升半，去滓，分溫二服。

歌曰　梔豉原方效可誇，氣羸二兩炙甘加，若加五兩生薑入，專取生薑治嘔家。

蔚按：梔豉解見上。汗吐下後，中氣虛不能交通上下，故加甘草以補中。嘔者，汗吐下後，胃陽已傷，中氣不和而上逆，故加生薑，暖胃解穢而止逆也。

梔子厚朴湯　治傷寒下後，心煩腹滿，臥起不安者，此方主之。

梔子十四枚　厚朴四兩　枳實四枚，水浸，去穰，炒

右三味，以水三升，煮取一升半，去滓，分溫二服。本張氏重訂。

歌曰　朴須四兩枳四枚，十四山梔亦妙哉，下後心煩還腹滿，止煩泄滿效兼該。

柯韻伯曰：心煩則難臥，腹滿則難起。起臥不安是心移熱於胃，與反覆

顛倒之虛煩不同。梔子治煩，枳朴泄滿，此兩解心腹之妙劑也。

梔子干薑湯 治傷寒醫以丸藥大下之，身熱不去，微煩者主之。

梔子十四枚 干薑二兩

右二味，以水三升半，煮取一升半，去滓，分二服，溫進一服。

歌曰 十四山梔二兩薑，以丸誤下救偏方，微煩身熱君須記，辛苦相須盡所長。從張氏，刪去二句。

張令韶曰：梔子導陽熱以下行，干薑溫中土以上達，上下交而煩熱止矣。

附錄 家嚴新案

嘉慶戊辰，吏部謝芝田先生令親，患頭項強痛，身疼，心下滿，小便不利。服表藥，無汗反煩，六脈洪數。初診疑爲太陽陽明合病，諦思良久曰：

前病在無形之太陽，今病在有形之太陽也。但使有形之太陽小便一利，則所有病氣俱隨無形之經氣而汗解矣。用桂枝去桂加茯苓白朮湯，一服遂瘥。惟夜間不寐，特告曰，此名虛煩，因辛熱遺害。若用棗仁、遠志、茯神等藥，反招集其所遺而爲孽，病必復作矣。用梔子豉湯，即愈。

嘉慶己巳季春，曹扶谷明府患頭痛項強、惡寒等證，自差次回垣後，更增出寒熱往來，欲嘔胸滿等證。家嚴診其脈，數中見小，按之虛不應指。駭謂之曰：陽證見陰脈，法在不治，所幸者大小便如常，神識頗清，正雖虛而尚未潰。察其胸滿欲嘔、寒熱往來之證，俱是病氣欲從樞轉之象，當乘機而利導之。遂令一日服小柴胡兩劑，柴胡每劑八錢。次日再診，以上諸證雖退，而心胸懊憹不安，語言錯亂無次，實覺可憂。又診其脈略緩，遂爲之喜曰：邪從樞轉而出，故寒熱等證俱平；正爲邪熱所傷，故煩昏等證並見。此時須當救正，但『救正』二字，不讀《傷寒》《金匱》，便以人參誤事。立主用梔子豉湯，從離坎交媾處拔動神機。服後停藥，靜候三日。值陽明主氣之期，申酉爲陽明正旺之時，戊癸相合自愈。果如言，應期而效。

真武湯 治太陽病發汗，汗出不解，其人仍發熱，心下悸，頭眩，身瞤動，振振欲擗地者，此方主之。又治少陰病三四日不已，至四五日，腹痛，小便不利，四肢沈重疼痛，自下利者，此爲有水氣，其人或咳，或小便自利，或嘔者，此方主之。

茯苓三兩　芍藥三兩　生薑三兩　白朮二兩　附子一枚，炮

右五味，以水八升，煮取三升，去滓，溫服七合。日三服。

歌曰　生薑芍茯數皆三，二兩白朮一附探，便短咳頻兼腹痛，驅寒鎮水與君談。

真武湯加減法：

加減歌曰　咳加五味要半升，干薑細辛一兩具；小便若利恐耗津，須去茯苓腎始固；下利去芍加干薑，二兩溫中能守住；若嘔去附加生薑，足前須到半斤數。一本，去生薑

張令韶曰：虛者不可汗，汗後病不解而變證也。真武者，鎮水之神也。水性動，今動極不安，故亦以此鎮之。茯苓松之餘氣，潛伏於根，故歸伏心神而止悸；附子啟下焦之生陽，上循於頭而止眩；芍藥滋養營血；生薑宣通經脈，而瞤動自止。白朮所以資中土而灌溉四旁者也。

羅東逸曰：小青龍湯治表不解有水氣，中外皆寒實之病也。真武湯治表已解有水氣，中外皆虛寒之病也。真武者，北方司水之神也。以之名湯者，藉以鎮水之義也。夫人一身制水者脾也，主水者腎也。腎爲胃關，聚水而從

其類。倘腎中無陽，則脾之樞機雖運，而腎之關門不開，水即欲行，以無主制，故泛溢妄行而有是證也。用附子之辛熱壯腎之元陽，則水有所主矣；白朮之温燥，建立中土，則水有所制矣；生薑之辛散，佐附子以補陽，於補水中寓散水之意；茯苓之淡滲，佐白朮以健土，於制水中寓利水之道焉；而尤重在芍藥之苦降，其旨甚微。蓋人身陽根於陰，若徒以辛熱補陽，不少佐以苦降之品，恐真陽飛越矣。芍藥爲春花之殿，交夏而枯，用之以亟收散漫之陽氣而歸根。下利減芍藥者，以其苦降湧泄也；加干薑者，以其溫中勝寒也。水寒傷肺則咳，加細辛、干薑者，勝水寒也；加五味子者，收肺氣也。小便利者去茯苓，恐其過利傷腎也。嘔者去附子倍生薑，以其病非下焦，水停於胃，所以不須温腎以行水，只當溫胃以散水，且生薑功能止嘔也。

小柴胡湯 治少陽經發熱，口苦耳聾，其脈弦者。又治太陽、陽明二經發熱不退，寒熱往來。

柴胡半斤　黄芩三兩　人參三兩　甘草三兩　生薑三兩　半夏半升，洗　大棗十二枚，擘

右七味，以水一斗二升，煮取六升，去滓，再煎取三升，溫服一升，日三服。

若胸中煩而不嘔，去半夏、人參，加瓜蔞實一枚。若渴者，去半夏，加人參合前成四兩半、瓜蔞根四兩。若腹中痛者，去黄芩，加芍藥三兩。若脅下痞硬，去大棗，加牡蠣四兩。若心下悸、小便不利者，去黄芩，加茯苓四兩。若不渴，外有微熱者，去人參，加桂枝三兩，溫覆，取微汗愈。若咳者，去人參、大棗、生薑，加五味子半升、干薑二兩。

歌曰　柴胡八兩少陽憑，棗十二枚夏半升，三兩薑參芩與草，去滓重煮

有奇能。

張令韶曰：太陽之氣不能從胸出入，逆於胸脅之間，內干動於臟氣，當識少陽之樞轉而外出也。柴胡二月生苗，感一陽初生之氣，香氣直達雲霄，又稟太陽之氣，故能從少陽之樞以達太陽之氣；半夏生當夏半，感一陰之氣而生，啟陰氣之上升者也；黄芩氣味苦寒，外實而內空腐，能解形身之外熱；甘草、人參、大棗，助中焦之脾土，由中而達外；生薑所以發散宣通者也。此從內達外之方也。

愚按：原本列於《太陽》，以無論傷寒、中風，至五六日之間，經氣一周，又當來復於太陽。往來寒熱，爲少陽之樞象。此能達太陽之氣從樞以外出，非解少陽也。各家俱移入《少陽篇》，到底是後人識見淺處。

小柴胡加減法：

加減歌曰　胸煩不嘔除夏參，蔞實一枚應加煮；若渴除夏加人參，合前四兩五錢與；蔞根清熱且生津，再加四兩功更鉅；腹中痛者除黄芩，芍加三兩對君語；脅下痞硬大棗除，牡蠣四兩應生杵；心下若悸尿不長，除芩加茯四兩侶；外有微熱除人參，加桂三兩汗休阻；咳除參棗並生薑，加入干薑二兩許；五味半升法宜加，溫肺散寒力莫禦。

張令韶曰：太陽之氣不能從胸出入，逆於胸脅之間，雖不干動在內有形之藏真，而亦干動在外無形之臟氣。然見一藏之證，不復更及他藏，故有七或證也。胸中煩者，邪氣內侵君主，故去半夏之燥；不嘔者，中胃和而不虚，故去人參之補，加瓜蔞實之苦寒，導火熱以下降也。渴者，陽明燥金氣盛，故去半夏之辛，倍人參以生津，加瓜蔞根引陰液以上升也。腹中痛者，邪干中土，故去黄芩之苦寒，加芍藥以通脾絡也。脅下痞硬者，厥陰肝氣不舒，故加牡蠣之純牡，能破肝之牝藏，其味咸能軟堅，兼除脅下之痞；去大棗之甘緩，欲其行之捷也。心下悸、小便不利者，腎氣上乘而積水在下，故去黄芩，恐苦寒以傷君火，加茯苓保心氣以制水邪也。不渴、外有微熱者，其病仍在太陽，故不必生液之人參，宜加解外之桂枝，覆取微汗也。咳者，形寒傷肺，肺氣上逆，故加干薑之熱以溫肺，五味之斂以降逆。凡咳，皆去人參。長沙之秘旨，既有干薑之溫，不用生薑之散，既用五味之斂，不用大棗之緩也。

小建中湯 治傷寒陽脈澀，陰脈弦，法當腹中急痛者，以此方主之。又，傷寒二三日，心中悸而煩者，此方主之。

芍藥六兩 桂枝三兩 甘草二兩 生薑三兩 膠飴一升 大棗十二枚

右六味，以水七升，煮取三升，去滓，納膠飴，更上微火消解，溫服一升，日三服。嘔家不可用建中，以甜故也。

歌曰：建中即是桂枝湯，倍芍加飴絕妙方，飴取一升六兩芍，悸煩腹痛有奇長。

程扶生曰：傷寒二三日，邪尚在表，未及傳裏之時。悸則陽虛，煩則陰虛，故以芍藥之苦以益陰，薑桂之辛以扶陽，而復用甘草、大棗之甘溫緩其中。中既建，則邪不致入裏矣。而薑桂等又能托邪外出，此爲陰陽兩虛之人而立一養正驅邪法也。

張令韶曰：經隧之血脈，流行不息，今寒氣入而稽遲之。入陽絡則陽脈澀，入陰絡則陰脈弦。法當腹中急痛，先與建中湯。以經隧之血脈皆中胃之所生，更得小柴胡湯以轉樞機，樞機利，則經隧之血脈通矣，通則不痛也。

蔚考：《金匱》黄芪建中湯有加減法，小建中湯無加減法，今查《内臺方議》，亦有加減。未知爲年久脱簡，抑或許氏新附與否，姑錄之，以備參考。《方議》載：建中湯治虚痛者加黄芪，治心痛者加元胡索，治血虚者加當歸、川芎，治盜汗多者加小麥、茯神，治虚中生熱加柴胡、地骨皮。

大柴胡湯 治太陽病未解便傳入陽明，大便不通，熱實心煩，或寒熱往來，其脈沈實者，以此方下之。

柴胡半斤 半夏半升 芍藥三兩 黄芩三兩 生薑五兩 枳實四枚，炙 大棗十二枚

右七味，以水一斗二升，煮取六升，去滓，再煎，溫服一升，日三服。一方用大黄二兩，若不加大黄，恐不爲大柴胡湯也。按：此方原有兩法，長沙並存其説而用之。

歌曰 八柴四枳五生薑，芩芍三分二大黄，半夏半升十二棗，少陽實證

下之良。

蔚按：凡太陽之氣逆而內干，必藉少陽之樞轉而外出者，仲景名爲柴胡證。但小柴胡證心煩，或胸中煩，或心下悸，重在於脅下苦滿。而大柴胡證不在脅下而在心下，曰心下急，鬱鬱微煩，曰心下痞硬，以此爲別。小柴胡證曰喜嘔，曰或胸中煩而不嘔；而大柴胡證不獨不嘔，而且嘔吐，不獨喜嘔，而且嘔不止，又以此爲別。所以然者，太陽之氣不從樞外出，反從樞內入於君主之分，視小柴胡證頗深也。方用芍藥、黄芩、枳實、大黄者，以病勢內入，必取苦泄之品以解在內之煩急也。又用柴胡、半夏以啟一陰一陽之氣，生薑、大棗以宣發中焦之氣。蓋病勢雖已內入，而病情仍欲外達，故制此湯，還藉少陽之樞而外出，非若承氣之上承熱氣也。汪訒庵謂加減小柴胡、小承氣而爲一方，未免以庸俗見測之也。

柴胡加芒硝湯 治傷寒十三日不解，胸脅滿而嘔，日晡所發潮熱，已而微利。此本柴胡證下之而不得利，今反利者，知醫以丸藥下之，非其治也。潮熱者實也，先宜小柴胡以解外，後以此湯主之。

柴胡二兩十六銖 半夏二十銖 黄芩一兩 甘草一兩 生薑一兩 人參一兩 大棗四枚 芒硝二兩

右八味，以水四升，煮取二升，去滓，納芒硝，更煮微沸，分溫再服。此藥劑之最輕者。以今秤計之，約二兩。分二服，則一服只一兩耳。

歌曰 小柴分兩照原方，二兩芒硝後入良，誤下熱來日晡所，補兼蕩滌有奇長。此歌照《內臺》方、宋本《玉函經》。然當照成氏爲妥。

蔚按：小柴胡湯使太陽之氣從樞外出，解見原方。兹云十三日，經盡一周，既來復於太陽，當解而不能解，又交陽明主氣之期，病氣亦隨經氣而涉之。陽明主胸，少陽主脅。胸脅滿而嘔者，陽明之闔不得少陽之樞以外出也。日晡所者，申酉戌之際也。陽明旺於申酉戌，故應其時而發潮熱。熱已微利者，陽明之氣雖實，其奈爲丸藥所攻而下陷。陷者舉之，用小柴胡湯以解外。解寓升發之義，即所以舉其陷而止其利也。又加芒硝者，取芒硝之咸寒以直通地道，不用大黄之苦寒以犯中宫。蓋陽明之氣既傷，不宜再傷。師之不用大柴而用小柴，其義深矣。

桃仁承氣湯　治太陽病不解，熱結膀胱，其人如狂，血自下者愈。其外不解者尚未可攻，當先解外。外已解但小腹急結者，乃可攻之，宜此方主之。

桃仁五十個　大黄四兩　甘草二兩　桂枝二兩　芒硝二兩

右五味，以水七升，煮取二升半，去滓，納芒硝，更上火微沸，下火，先食，溫服五合，日三服。當微利。

歌曰　五十桃仁四兩黄，桂硝二兩草同行，膀胱熱結如狂證，外解方攻用此湯。

蔚按：張令韶謂太陽有氣有經，其氣從胸而出入，其經挾脊入循膂而內絡膀胱。如病邪從胸脅而入，涉於陽明、少陽之分，則爲小柴胡湯證。循背膂而入，自入於太陽之腑，則爲桃仁承氣湯證。太陽之腑曰膀胱，在小腹之間，爲血海之所。膀胱有津液而無血，而與胞中之血海相連。熱干之，陰不勝陽，則動胞中之血而自下，故其人如狂。然病起外邪，當先解外，必審其小腹急結乃可攻之。急結者，其血有急欲通之象也。桃得陽春之生氣，其仁微苦而湧泄，爲行血之緩藥。得大黄以推陳致新，得芒硝以清熱消瘀，得甘草以主持於中，俾諸藥遂其左宜右有之勢。桂枝用至二兩者，註家以爲兼解外邪，而不知辛能行氣，氣行而血乃行也。男蔚按：《內經》曰，血在上喜忘，血在下如狂。

柴胡加龍骨牡蠣湯　治傷寒八九日下之，胸脅滿，煩驚，小便不利，譫語，一身盡重不可轉側者，此方主之。

柴胡一兩半　龍骨一兩半　黃芩一兩半　生薑一兩半　人參一兩半　茯苓一兩半　鉛丹一兩半　牡蠣一兩半　桂枝一兩半　大棗六枚　大黃二兩　半夏二兩半

右十二味，以水八升，煮取四升。納大黃，更煮一二沸，去滓，溫服一升。此分兩照宋本《玉函經》及《內臺方》。若《傷寒論》，柴胡則用四兩，半夏二合。

歌曰　參芩龍牡桂丹鉛，苓夏柴黃薑棗全，棗六餘皆一兩半，大黃二兩後同煎。

《內臺方議》云：傷寒八九日，邪氣錯雜，表裏未分，而誤下之，則虛其裏而傷其表。胸滿而煩者，邪熱客於胸中。驚者，心惡熱而神不守也。小便不利者，裏虚津液不行也。譫語者，胃熱也。一身盡重，不可轉側者，陽氣內縈於裏，不行於表也。故用柴胡爲君，以通表裏之邪而除胸脅滿；以人參、半夏爲臣輔之；加生薑、大棗而通其津液，加龍骨、牡蠣、鉛丹收斂神氣而鎮驚，爲佐；加茯苓以利小便而行津液，加大黄以逐胃熱止譫語，加桂枝以行陽氣而解身重錯雜之邪，共爲使。以此十二味之劑，共救傷寒壞逆之法也。

《傷寒論》共十二味，一本無黄芩，只十一味也。

桂枝去芍藥加蜀漆牡蠣龍骨救逆湯　治傷寒脈浮，醫以火迫劫之，亡陽，必驚狂，起臥不安者，此方主之。

桂枝三兩　甘草二兩　大棗十二枚　生薑三兩　牡蠣熬，五兩　龍骨四兩　蜀漆三兩，洗去腥

右爲末，以水一斗二升，先煮蜀漆，減二升，納諸藥，煮取三升，去

滓，温服一升。一本，蜀漆四兩。

歌曰　桂枝去芍已名湯，蜀漆還加龍牡藏，五牡四龍三兩漆，能療火劫病驚狂。

張令韶曰：傷寒脈浮，病在陽也。太陽與君火相合而主神，心爲陽中之太陽，醫以火迫劫亡陽，亡其君主之陽，非下焦生陽之陽。心爲火迫，則神氣外浮，故如驚狂而不安。桂枝色赤入心，取之以保心氣；佐以龍牡者，取水族之物以制火邪，取重鎮之品以治浮越也。芍藥苦平，非亡陽所宜，故去之。蜀漆取通泄陽熱，故先煮之。神氣生於中焦水穀之精，故用甘草、大棗、生薑以資助中焦之氣也。病在陽，復以火劫，此爲逆也，故曰救逆。

桂枝加桂湯　治燒鍼令其汗，鍼處被寒，核起而赤者，必發奔豚，氣從小腹上沖心。灸其核上各一壯，與此方主之。

桂枝五兩 芍藥三兩 生薑三兩 甘草二兩 大棗十二枚

右五味，以水七升，煮取三升，去滓，溫服一升。按本論云：與桂枝加桂湯，更加桂二兩。而不知原用三兩，更加二兩即名此湯，非於五兩之外更加也。

歌曰 氣從臍逆號奔豚，汗爲燒鍼啟病源，只取桂枝湯本味，再加二兩桂枝論。

蔚按：少陰上火而下水，太陽病以燒鍼令其汗，汗多傷心，火衰而水乘之，故發奔豚。用桂枝加桂，使桂枝得盡其量，上能保少陰之火藏，下能溫少陰之水藏，一物而兩扼其要也。核起而赤者，鍼處被寒，灸以除其外寒，並以助其心火也。

桂枝甘草龍骨牡蠣湯 治火逆下之，因燒鍼煩躁者，此湯主之。

桂枝一兩　甘草二兩　龍骨二兩　牡蠣二兩

右爲末，以水五升，煮取一升半，去滓，溫服八合，日三服。

歌曰　二甘一桂不雷同，龍牡均行二兩通，火逆下之煩躁起，交通上下取諸中。

蔚按：太陽病因燒鍼而爲火逆者多。今人不用燒鍼而每有火逆之證者，炮薑、桂、附、荆、防、羌、獨之類逼其逆也。火逆則陽亢於上，若遽下之，則陰陷於下。陽亢於上，不能遇陰而煩；陰陷於下，不得遇陽而躁。故取龍、牡水族之物，抑亢陽以下交於陰；取桂枝辛溫之品，啟陰氣以上交於陽。最妙在甘草之多，資助中焦，使上下陰陽之氣交通於中，而煩躁自平也。

抵當湯　治太陽病熱在下焦，小腹硬滿，下血乃愈。所以然者，以太陽隨經，瘀熱在裏故也。此湯主之。

虻蟲三十個，去足翅，熬　水蛭三十個，熬　大黄三兩，酒洗　桃仁三十個

右四味，剉如麻豆，以水五升，煮取三升，去滓，溫服一升，不下，再服。

歌曰：大黄三兩抵當湯，裏指任沖不指胱，虻蛭桃仁各三十，攻其血下定其狂。

張令韶曰：太陽有經與氣之分，亦有外與表之别。桃仁承氣證熱結膀胱，乃太陽肌腠之邪從背膂而下結於膀胱，故曰『外不解者，尚不可攻』，肌腠爲外也。抵當證瘀熱在裏，乃太陽膚表之邪，從胸中而下結於小腹，表氣通於胸，故曰『表證仍在，反不結胸』，皮毛爲表也。蓋太陽之氣，從胸而出入太陽之經，循背膂而下絡膀胱。經病，外邪從背而入結於膀胱者，詳於桃仁承氣湯方註。而氣病，表邪從胸而入，不涉於膀胱，故不曰『熱結膀胱』，

而曰『反不結胸，熱在下焦』。蓋下焦即胞中，沖任二脈之所起也。沖脈起於氣沖，任脈起於中極之下，以上毛際，亦居小腹。故前章曰『小腹急結』，此章曰『小腹硬滿』。急結者，急欲下通之象，不必攻之，故曰『下者愈』，只用桃仁承氣湯足矣。此曰『硬滿』，全無下通之勢，故不曰『血自下』，而曰『下血乃愈』，言必攻而始下也，非抵當不可。二證之分別如此。

又曰：太陽病六七日，正當太陽主氣之期，表證仍在，脈當浮。今微而沈者，氣隨經絡沈而內薄也。內薄於胸當結胸，今反不結胸者，知表邪從胸而下入於陰分。陰不勝陽，故發狂。熱在下焦，故小腹硬滿。硬滿而小便自利，便知其不在無形之氣分，而在有形之血分也。方用虻蟲、水蛭，一飛一潛，吮血之物也。在上之熱隨經而入，飛者抵之；在下之血爲熱所瘀，潛者當之。配桃核之仁、將軍之威，一鼓而下，抵拒大敵。四物當之，故曰抵當。

抵當丸 治傷寒有熱，小腹滿，應小便不利。今反利者，爲有血也。當下之。

蝱蟲二十個，去翅足，熬 水蛭二十個，熬 桃仁三十五個 大黄三兩

右四味，搗，分爲四丸，以水一升，煮一丸，取七合服，不可餘藥。晬時當下血，若不下者，更服。

歌曰 卅五桃仁三兩黄，蝱蟲水蛭廿枚詳，搗丸四個煎宜一，有熱尿長腹滿嘗。

陳修園曰：抵當之脈，浮取微而沈取結。按：曰微而沈，非沈微也，故又以沈結申之。抵當之證，發狂，小腹硬滿，小便自利。其中又有發黄病，審其小便不利，爲膀胱之氣不化；小便自利，非膀胱之氣不化，爲下焦之瘀

不行。以此方之難用，又不可不用，不得不重申其義也。然此爲抵當湯、丸二證公共之辨法也。師又立抵當丸方法者，著眼在『有熱』二字，以熱瘀於裏而仍蒸於外，小腹又滿，小便應不利而反自利，其證較重，而治之不可急遽，故變湯爲丸，以和洽其氣味，令其緩達病所。曰不可餘藥者，謂連滓服下，不可留餘。庶少許勝多許，俟晬時下血，病去而正亦無傷也。

大陷胸丸　治結胸證，項亦強，如柔痓狀，下之則和，此方主之。

大黃半斤　葶藶子半升，熬　杏仁半升，去皮尖，炒黑　芒硝半升

右四味，搗篩二味，次納杏仁、芒硝，合研如脂，和散，取如彈丸一枚，別搗甘遂末一錢匕，白蜜二合，水二升，煮取一升，溫頓服之，一宿乃下。如不下，更服，取下爲效。禁如藥法。

歌曰　大陷胸丸法最超，半升葶藶杏硝調，項強如痓君須記，八兩大黃

取急消。

蔚按：太陽之脈，上循頭項。太陽之氣，内出於胸膈，外達於皮毛。其治法宜從汗解，今應汗而反下之，則邪氣因誤下而結於胸膈之間，其正氣亦隨邪氣而内結，不能外行於經脈，以致經輸不利，而頭項强急如柔痓反張之狀。取大黄、芒硝苦鹹以泄火熱，甘遂苦辛以攻水結。其用杏仁、葶藶奈何？以肺主皮毛，太陽亦主皮毛，肺氣利而太陽之結氣亦解也。其搗丸而又納蜜奈何？欲峻藥不急於下行，亦欲毒藥不傷其腸胃也。

大陷胸湯 治大結胸證，脈沈而緊，心下痛，按之石硬者。

大黄六兩　芒硝一升　甘遂一錢匕

右三味，以水六升，先煮大黄，取二升，去滓，納芒硝，煮一兩沸，納甘遂末，溫服一升，得快利，止後服。

歌曰　一錢甘遂一升硝，六兩大黄力頗饒，日晡潮熱腹痛滿，胸前結聚此方消。

蔚按：大黄、芒硝苦咸之品，借甘遂之毒，直達胸間之飲邪，不專蕩胃中之邪穢也。湯與丸分者，丸恐下之太急，故連滓和蜜服之，使留中之邪從緩而下；湯恐下之不急，取三味之過而不留者，蕩滌必盡也。

陳亮師曰：結胸者，結於胸中而連於心下也。身之有膈，所以遮上下也。膈能拒邪，則邪但留於胸中；膈不能拒邪，則邪留胸而及於胃。胸胃俱病，乃成結胸。如胸有邪而胃未受邪，則爲胸脅滿之半表半裏證；如胃受邪而胸不留，則爲胃家實之陽明病。皆非結胸也。故必詳辨分明，庶無差誤。

小陷胸湯　治小結胸病，正在心下，按之則痛，脈浮滑者主之。又治心下結痛，氣喘悶者。

黃連一兩　半夏半升，洗　瓜蔞實人者一枚

右三味，以水六升，先煮瓜蔞，取三升，去滓，納諸藥，煎取二升，去滓，分溫三服。

歌曰　按而始痛病猶輕，與手不可近大結胸症迥別。脈結凝邪心下成，曰正在心下，上不至心，下不及小腹，與大結胸證又別。夏取半升連一兩，瓜蔞整個要先烹。

張令韶曰：氣分無形之邪結於胸膈之間，以無形而化有形，故痛不可按而爲大結胸證。結於胸中脈絡之間，入於有形之經絡，而仍歸於無形，故正在心下，按之則痛，而爲小結胸證。方用黃連以解心下之熱，半夏以疏脈絡之結，瓜蔞延蔓似絡，性寒涼而實下行，所以導心下脈絡之結熱從下而降也。若大結胸證亦用此湯，藥不及病，多死。又曰：氣，無形者也；經，有形者也。以無形之邪結於胸膈之內，故用大黃、甘遂輩從有形之腸胃而解；結於脈絡之間，又用黄連、半夏輩從無形之氣分而散。此經氣互相貫通之理。

徐靈胎曰：大承氣所下者燥屎，大陷胸所下者蓄水，此所下者爲黄涎。涎者，輕於蓄水而未成水者也。審證之精，用藥之切如此。

文蛤散　治病在太陽，應以汗解之，反以冷水噀之者。若灌之，熱被却不得出，彌更甚，益煩，肉上粟起，意欲飲水反不渴者，服文蛤散。若不瘥者，與五苓散。寒實結胸無熱證者，與三物小陷胸湯，白散亦可服。

文蛤五兩

右一味，爲散，以沸湯和一方寸匕服，湯用五合。

歌曰　水噀原踰汗法門，太陽宜汗，而以水噀之。肉中粟起水在皮膚。更增煩。熱鬱而不得去。意中思水裏有熱還無渴，水寒侵於肺。文蛤磨調藥不繁。

男元犀按：太陽病不發汗，而以水噀之，致在表之陽反退卻於内而不得去。師取文蛤爲散，味咸質燥，以滲散其水氣。若不瘥者，用五苓助其脾以轉輸之，俾仍從皮膚而散也。柯韻伯謂，此等輕劑恐難散濕熱之重邪。《金匱要略》云：渴欲飲水不止者，文蛤散主之。又云：吐後渴欲得水而貪飲者，文蛤湯主之，兼主微風脈緊頭痛。審證用方，則彼用散而此則用湯爲宜。附文蛤湯：文蛤五兩，麻黃、甘草、生薑各三兩，石膏五兩，杏仁五十枚，大棗十二枚。水六升，煮取二升，溫服一升，汗出即愈。

張令韶曰：前論内因之水結於胸脅，而爲大陷胸湯證；此論外因之水入於皮膚，而肉中粟起，或爲小結胸證。如水寒實於外，陽熱卻於内，而爲虛寒結胸，無肌表之熱證者，與小陷胸以解其内之熱結。白散辛溫，可以散水寒之氣。總之，寒實於外，熱卻於内，或用苦寒以解内熱，或用辛熱以散外寒。隨時制宜，無不可也。

白散

桔梗三分　貝母三分　巴豆一分，去皮心，熬黑，研如脂

右二味，爲散，納巴豆，更於臼中杵之，以白飲和服，強人半錢匕，羸者減之。病在膈上必吐，在膈下必利。不利，進熱粥一杯。利不止，進冷粥一杯。原文此下尚有十三句，余於《淺註》全錄之。此照《内臺方》及張氏本節之。

歌曰　巴豆熬來研似脂，只須一分去聲守成規，更加桔貝均三分去聲，寒實結胸細辨醫。

蔚按：巴豆辛熱，能散寒實而破水飲，貝母開胸結，桔梗開肺氣。不作湯而作散，取散以散之之義也。進熱粥者，助巴豆之熱勢以行之也。進冷粥者，制巴豆之熱勢以止之也。不用水而用粥者，藉穀氣以保胃氣之無傷也。

卷四

閩長樂　陳念祖修園　著
長男　蔚　古愚　擬註
次男元犀　靈石　參訂
孫　男　心典　心蘭　同校字

太陽方

柴胡桂枝湯　治傷寒六七日，發熱微惡寒，肢節煩疼，微嘔，心下支結，外證未去者，此湯主之。又，發汗多，亡陽譫語，不可下，與柴胡桂枝湯，和其營衛以通津液，後自愈。

柴胡四兩　黄芩一兩半　人參一兩半　半夏二合半　甘草一兩　桂枝一兩半　芍藥一兩半　生薑一兩半　大棗六枚

右九味，以水七升，煮取三升，去滓，溫服。

歌曰　小柴原方取半煎，桂枝湯入複方全。生薑、大棗、甘草，二方俱有。只取桂枝湯之半，須記之。七方：大小輕重奇偶複。陽中太少相因病，偏重柴胡作仔肩。

蔚按：小柴胡湯解見本方。此言傷寒六七日，一經已周，又當太陽主氣之期，其氣不能從胸而出，入結於經脈以及支絡。故取桂枝湯以除發熱惡寒，藉小柴胡湯以達太陽之氣從樞以轉出。

柴胡桂枝干薑湯　治傷寒五六日，已發汗而復下之，胸脅滿微結，小便不利，渴而不嘔，但頭汗出，往來寒熱者。此爲未解也，此湯主之。

柴胡半斤　桂枝三兩　干薑二兩　黄芩三兩　牡蠣二兩　甘草二兩，炙　瓜蔞

根四兩

右七味，以水一斗二升，煮取六升，去滓再煎，取三升，溫服一升，日三服。初服微煩，復服汗出便愈。

歌曰　八柴二草蠣干薑，芩桂宜三瓜四嘗，不嘔渴煩頭汗出，少陽樞病要精詳。

張令韶曰：傷寒五六日，厥陰主氣之期也。厥陰之上，中見少陽，已發汗而復下之，則逆其少陽之樞，不得外出，故胸脅滿微結；不得下行，故小便不利。少陽之上，火氣治之，故渴，無樞轉外出之機，故不嘔。但頭汗出者，太陽之津液不能旁達，惟上蒸於頭也。少陽欲樞轉而不能，故有往來寒熱之象也。厥陰内屬心包而主脈絡，故心煩。此病在太陽而涉厥陰之氣，不得少陽之樞以外出，故曰此爲未解也。用柴胡、桂枝、黄芩，轉少陽之樞而達太陽之氣，牡蠣啟厥陰之氣以解胸脅之結，蔞根引水液以上升而止煩渴，汗下後中氣虛矣，故用干薑、甘草以理中。

半夏瀉心湯　治傷寒五六日，嘔而發熱者，柴胡證俱在，而以他藥下之，柴胡證仍在者，復與柴胡湯。此雖已下之，不爲逆，必蒸蒸而振，卻發汗熱出而解。若心下滿而硬痛者，此爲結胸也，大陷胸湯主之；但滿而不痛者，此爲痞，柴胡不中與之，宜此湯。

半夏半升，洗　黃芩三兩　干薑三兩　甘草三兩　人參三兩　黃連一兩　大棗十二枚

右七味，以水一斗，煮取六升，去滓，再煎，取三升，溫服一升，日三服。

歌曰　三兩薑參炙草芩，一連痞證嘔多尋，半升半夏棗十二，去滓重煎

守古箴。

蔚按：師於此證，開口即云傷寒五六日，嘔而發熱，柴胡證俱在者，五六日乃厥陰主氣之期。厥陰之上，中見少陽，太陽之氣欲從少陽之樞以外出。醫者以他藥下之，心下滿而硬痛者爲結胸，但滿而不痛者爲痞。痞者，否也，天氣不降，地氣不升之義也。芩、連大苦以降天氣，薑、棗、人參辛甘以升地氣，所以轉否而爲泰也。君以半夏者，因此證起於嘔，取半夏之降逆止嘔如神，亦即小柴胡湯去柴胡加黃連，以生薑易干薑是也。古人治病，不離其宗如此。

附：結胸藏結痞證辨

結胸爲陽邪，藏結與痞爲陰邪。但藏結結於下，痞結結於上也。結於下者，感下焦陰寒之氣化；結於上者，感上焦君火之氣化也。

十棗湯　治太陽中風，下利嘔逆，表解者乃可攻之。其人漐漐汗出，發作有時，頭痛，心下痞硬滿引脅下痛，干嘔短氣，汗出不惡寒者，此表解裏未和，此方主之。

芫花熬　甘遂　大戟

右三味，等分，各別搗爲散，以水一升半，先煮大棗肥者十枚，取八合，去滓，納藥末。強人服一錢匕，羸者服半錢匕，溫服之，平旦服。若下少病不除者，明日更服加半錢匕。得快下利後，糜粥自養。

歌曰　大戟芫花甘遂平，妙將十棗煮湯行。中風表證全除盡，裏氣未和此法程。

蔚按：太陽爲天，天連於水。太陽中風，風動水氣，水氣淫於上則嘔逆，水氣淫於下則下利，水氣聚於心下則爲痞，且硬滿引脅而痛也。其人漐漐汗出，頭痛，干嘔，短氣，汗出等證，宜辨。若惡寒，爲表未解，不可攻之；若不惡寒，爲表解而裏未和，宜用此湯。第三味皆辛苦寒毒之品，直決水邪，大傷元氣。柯韻伯謂：參朮所不能君，甘草又與之相反，故選十棗以君之。一以顧其脾胃，一以緩其峻毒。得快利後，糜粥自養，一以使穀氣內充，一以使邪不復作。此仲景用毒攻病之法，盡美又盡善也。

大黃黃連瀉心湯　治傷寒大下後，復發汗，心下痞，按之濡，其脈關上浮緊者，此方主之。若有惡寒者，表未解也，宜先解表，然後攻痞。

大黃二兩　黃連一兩

右二味，以麻沸湯二升漬之，須臾，絞去滓，分溫再服。

歌曰　痞證分歧辨向趨，關浮心痞按之濡，大黃二兩黃連一，麻沸湯調病緩驅。

蔚按：心下痞，按之濡而不硬，是內陷之邪與無形之氣摶聚而不散也。脈浮在關以上，其勢甚高，是君火亢於上不能下交於陰也，此感上焦君火之化而爲熱痞也。方用大黄、黄連大苦大寒以降之，火降而水自升，亦所以轉否爲泰法也。最妙在不用煮而用漬，僅得其無形之氣，不重其有形之味，使氣味俱薄，能降而即能升，所謂聖而不可知之謂神也。

附子瀉心湯　治心下痞，而復惡寒汗出者，此湯主之。

大黄二兩　黄芩一兩　黄連一兩　附子一枚，炮去皮，破，別煮取汁

右四味，切三味，以麻沸湯二升漬之，須臾，絞去滓，納附子汁，分溫再服。愚按：麻沸湯漬者，微取氣，不取其味也。

歌曰　一枚附子瀉心湯，一兩連芩二大黄，汗出惡寒心下痞，專煎輕漬要參詳。

蔚按：心下痞，是感少陰君火之本熱也；復惡寒者，復呈太陽寒水之本寒也；汗出者，太陽本寒甚而標陽大虛，而欲外撤也。治傷寒以陽氣爲主，此際豈敢輕用苦寒。然其痞不解，不得不取大黃、黃連、黃芩之大苦大寒，以解少陰之本熱，又恐亡陽在即，急取附子之大溫，以溫太陽之標陽。並行不悖，分建奇功如此。最妙在附子專煮扶陽，欲其熟而性重，三黃蕩積開痞，欲其生而性輕也。

生薑瀉心湯 治傷寒汗出解之後，胃中不和，心下痞硬，干噫食臭，脅下有水氣，腹中雷鳴下利者，此湯主之。

生薑四兩 甘草三兩 人參三兩 干薑一兩 黃芩三兩 半夏半升 大棗十二枚 黃連一兩

右八味，以水一斗，煮取六升，去滓再煎，取三升，溫服一升，日三服。

歌曰　汗餘痞證四生薑，太陽寒水之邪，傷於肌膚之表者，從汗而解；入於軀殼之裏者，不從汗而解。芩草人參三兩行，
一兩干薑棗十二，一連半夏半升量。

次男元犀按：太陽爲寒水之經。寒水之氣傷於外者，可從汗而解之；寒水之氣入於裏者，不能從汗解之。汗出解後，而所現之證俱屬水氣用事，爲本條之的證，惟心下痞硬，爲諸瀉心法統共之證。陳平伯云：君生薑之辛溫善散者宣泄水氣，復以干薑、參、草之甘溫守中者培養中州，然後以芩、連之苦寒者滌熱泄痞。名曰生薑瀉心，賴以瀉心下之痞，而兼擅補中散水之長也。倘無水氣，必不用半夏、生薑之辛散；不涉中虛，亦無取干薑、參、草之補中。要知仲景瀉心湯有五，然除大黃黃連瀉心湯正治之外，皆隨證加減之方也。

甘草瀉心湯　治傷寒中風，醫反下之，其人下利，日數十行，穀不化，腹中雷鳴，心下痞硬而滿，干嘔心煩不得安。醫見心下痞，謂病不盡，復下之，其痞益甚。此非結熱，但以胃中虛，客氣上逆，故使硬也。此方主之。

甘草四兩　黄芩三兩　干薑三兩　半夏半升　黄連一兩　大棗十二枚

右六味，以水一斗，煮取六升，去滓再煎，取三升，溫服一升，日三服。

歌曰：下餘痞作腹雷鳴，甘四薑芩三兩平，一兩黄連半升夏，棗枚十二效同神。

陳平伯曰：心下痞，本非可下之實熱，但以妄下胃虛，客熱内陷，上逆心下耳，是以胃氣愈虛，痞結愈甚。夫虛者宜補，故用甘溫以補虛；客者宜除，必藉苦寒以泄熱。方中倍用甘草者，下利不止，完穀不化，此非稟九土之精者不能和胃而緩中。方名甘草瀉心，見泄熱之品得補中之力，而其用始神也。此《伊尹湯液》所制，治狐惑蝕於上部則聲嗄者。方中有人參三兩。

赤石脂禹餘糧湯　治傷寒服湯藥，下利不止，心下痞硬。服瀉心湯已，復以他藥下之，利不止。醫以理中與之，利益甚。理中者，理中焦，此利在下焦，此方主之。復利不止者，當利其小便。

赤石脂一斤　太一禹餘糧一斤

以上二味，以水六升，煮取二升，去滓，分三服。

歌曰　赤石餘糧各一斤，下焦下利此湯欣，理中不應宜斯法，爐底填來得所聞。

張令韶曰：石性墜下，故以治下焦之利，非僅固澀也。下焦濟泌別汁而滲入膀胱，故利不止者，又當利其小便，以分別其水穀焉。夫心下痞屬上中二焦，此復言不特上中二焦不和而成，即下焦不和，而亦能成痞也。

柯韻伯曰：甘薑參朮，可以補中宮元氣之虛，而不足以固下焦脂膏之脫。此利在下焦，故不得以理中之劑收功矣。然大腸之不固，仍責在胃；關門之不閉，仍責在脾。二石皆土之精氣所結，實胃而澀腸，急以治下焦之標者，實以培中宮之本也。要知此證土虛而火不虛，故不宜於薑、附。若濕甚而虛不甚，復利不止者，故又當利小便也。

又曰：凡草木之藥，皆稟甲乙之氣，總不若稟戊己之化者，得同氣相求之義，又有爐底補塞之功。

旋覆代赭湯 治汗吐下解後，心下痞硬，噫氣不除者，此方主之。

旋覆花三兩 代赭石一兩 人參二兩 甘草三兩，炙 半夏半升 生薑五兩

大棗十二枚

右七味，以水一斗，煮取六升，去滓，再煎取三升，溫服一升，日三服。按《內臺方》，代赭石五兩，半夏只用二兩。

歌曰　五兩生薑夏半升，草旋三兩噫堪憑，人參二兩赭石一，棗十二枚力始勝。

俞麟州曰：此即生薑瀉心湯之變法也。夫二條皆有心下痞硬句，而生薑瀉心湯重在水氣下趨而作利，旋覆代赭湯重在胃虛挾飲，水氣上逆而作噫。取治水氣下趨而利者，必用生薑以散水；胃虛挾飲而噫者，必用赭石以鎮逆。二條對勘，益見仲景制方之妙。

羅東逸云：此方治正氣虛不歸元，而承領上下之聖方也。蓋發汗吐下後，邪雖去而胃氣之虧損益多，胃氣既虧，三焦亦因之而失職，陽無所歸而不升，陰無所納而不降。是以濁邪留滯，伏飲爲逆，故心下痞硬，噫氣不除。方中以人參、甘草養正補虛，薑棗和脾養胃，所以定安中州者至矣。更以赭石得土氣之甘而沈者，使之斂浮鎮逆，領人參以歸氣於下；旋覆之辛而潤者，用之開肺滌飲，佐半夏以蠲痰飲於上。苟非二物承領上下，則何能除噫氣而消心下之痞硬乎？觀仲景治下焦水氣上凌，振振欲擗地者，用真武湯鎮之，利在下焦大腸滑脫者，用赤石脂禹餘糧湯固之。此胃虛於中，氣不及下，復用此法領之，而胸中轉否爲泰，其爲歸元固下之法，各極其妙如此。

桂枝人參湯　治太陽病外證未除，而數下之，遂協熱而利，利下不止，心下痞硬，表裏不解者，此方主之。

桂枝四兩　人參三兩　白朮三兩　干薑三兩　甘草四兩

右五味，以水九升，先煮四味，取五升，納桂枝，更煮取三升，去滓，溫服一升，日再，夜一服。

歌曰　人參湯即理中湯，加桂後煎痞利嘗，桂草方中皆四兩，同行三兩术參薑。

蔚按：太陽外證未除而數下之，未有不致虛者，裏虛則外熱內陷，故爲協熱利不止。協，合也，同也。言但熱不虛，但虛不熱，皆不足以致此也。太陽之氣出入於心胸，今太陽主陽之氣因誤下而陷於下，則寒水之陰氣反居於陽位，故爲心下痞硬，可與甘草瀉心湯條，『此非熱結，但以胃中虛客氣上逆，故使硬』句互參。方用人參湯以治裏虛，桂枝以解表邪，而煮法桂枝後納者，欲其於治裏藥中越出於表，以解邪也。

沈丹彩曰：此與葛根黃連湯同一誤下，而利不止之證也。而寒熱各別，虛實對待，可於此互參之。彼因實熱而用清邪，此因虛邪而從補正；彼得芩、連而喘汗安，此得理中而痞硬解；彼得葛根以升下陷而利止，此藉桂枝以解表邪而利亦止矣。

瓜蒂散 治病如桂枝證，頭不痛，項不强，寸脈微浮，胸中痞硬，氣上沖咽喉，不得息者。此胸中有寒也，當吐之。

瓜蒂一分，熬黄 赤小豆一分

右二味，各別搗篩爲散已，合治之，取一錢匕，以香豉一合，用熱湯七合，煮作稀粥，去滓，取汁和散，溫頓服之。不吐者，少少加，得快吐乃止。諸亡血、虛家，不可與瓜蒂散。按：《内臺方》有昏憒者亦不可用句。

歌曰 病在胸中氣分乖，咽喉息礙痞難排，平行瓜豆還調豉，寸脈微浮湧吐佳。

蔚按：太陽之脈連風府，上頭項。今云不痛不强者，不在經脈也。太陽之氣出入於心胸，今云胸中痞硬，氣上沖咽喉不得息者，是邪氣欲從太陽之氣上越也。寸脈微浮者，氣欲上越之象也。然欲越而不能遽越，其寒水之氣不在經，亦不在表，而惟在胸中，故曰胸中寒。方取瓜蒂之苦湧，佐以赤小豆之色赤而性降，香豉之黑色而氣升，能使心腎相交，即大吐之頃，神志不憒，此所以爲吐法之神也。又論云，病人手足厥冷，脈乍緊者，邪在胸中；心下滿而煩，饑不能食者，病在胸中。當須吐也，宜瓜蒂散。諸家解互異，惟徐靈胎以邪在胸中，陽氣不能四達解之，甚爲簡妙。

黄芩湯　治太陽與少陽合病，自下利者，此方主之。

黄芩三兩　甘草二兩，炙　芍藥二兩　大棗十二枚

右四味，以水一斗，煮取三升，去滓，溫服一升，日再，夜一服。

黄芩加半夏生薑湯　治太陽與少陽合病，不下利而嘔者。

黄芩三兩　甘草二兩，炙　芍藥二兩　半夏半升　生薑三兩　大棗十二枚

右六味，以水一斗，煮取三升，去滓，溫服一升，日再，夜一服。

歌曰　棗枚十二守成箴，二兩芍甘三兩芩。利用本方嘔加味，薑三夏取半升斟。

蔚按：仲景凡下利證俱不用芍藥，惟此方權用之，以泄陷裏之熱，非定法也。

張令韶曰：此治太陽與少陽合病而下利與嘔也。合者，彼此合同，非如並者之歸併於此也。太陽主開，少陽主樞。太陽不能從樞以外出，而反從樞以內陷，故下利。與黄芩湯清陷裏之熱，而達太陽之氣於外。若嘔者，少陽之樞欲從太陽之開以上達也，故加半夏、生薑，宣達其逆氣，以助太陽之開。

黄連湯　治傷寒胸中有熱，胃中有邪氣，腹中痛，欲嘔吐者，此方主之。

黄連三兩　甘草二兩，炙　干薑三兩　人參二兩　桂枝三兩　半夏半升　大棗十二枚

右七味，以水一斗，煮取五升，去滓，溫服一升。日三，夜二服。

歌曰　腹疼嘔吐藉樞能，少陽爲樞。二兩參甘夏半升，連桂干薑各三兩，棗枚十二妙層層。一本，甘草三兩。

王晉三曰：此即小柴胡湯變法。以桂枝易柴胡，以黄連易黄芩，以干薑易生薑。胸中熱，嘔吐，腹中痛者，全因胃中有邪氣，阻遏陰陽升降之機。故用人參、大棗、干薑、半夏、甘草專和胃氣，使入胃之後，聽胃氣之上下敷布，交通陰陽，再用桂枝宣發太陽之氣，載黄連從上焦陽分瀉熱，不使其

深入太陰，有礙虛寒腹痛。

桂枝附子湯 治傷寒八九日，風濕相搏，身體疼痛，不能自轉側，不嘔不渴，脈浮虛而澀者，此方主之。若其人大便硬，小便自利者，去桂加白朮汤主之。

桂枝四兩　附子三枚，炮　大棗十二枚　生薑三兩　甘草二兩

右五味，以水六升，煮取二升，去滓，分溫三服。

歌曰　三薑二草附枚三，四桂同投是指南，大棗方中十二粒，痛難轉側此方探。此方藥品與桂枝去芍藥加附子湯同，但分兩之輕重不同，其主治亦別。仲景方法之嚴如此。

桂枝附子去桂加白朮湯 即按上方加減，故論中云一方二法。

白朮四兩　甘草二兩　附子三枚，炮　大棗十二枚　生薑三兩

右五味，以水七升，煮取三升，去滓，分溫三服。初服其人身如痹，半

日許復服之，三服盡，其人如冒狀，勿怪。此以附子、朮並走皮內逐水氣，未得除，故使之爾。法當加桂四兩。此本一方二法也。

歌曰　大便如硬小便通，脈澀虛浮濕勝風，即用前方須去桂，朮加四兩有神功。身重痛不能轉側，風濕病也。前方治風勝於濕，此方治濕勝於風也。

蔚按：師云，傷寒八九日，風濕相搏，身體疼煩，不能自轉側者，風濕之邪盛也。濕淫於中，無上達之勢，故不嘔。濕爲陰邪，無陽熱之化，故不渴。邪勝則正虛，故脈浮虛而澀。但前方主桂枝，爲風勝於濕，風爲天之陽邪，主桂枝之辛以化之。後方去桂加朮，爲濕勝於風，濕爲地之陰邪，主白朮之苦以燥之。或問，苦燥之品不更令大便硬，小便自利乎？曰：太陰濕土喜燥而惡濕，濕傷脾土，則不能輸其津液以入胃，師所以去解表之桂，而加補中之朮也，且濕既去而風亦無所戀而自除。經方無不面面周到也。

甘草附子湯 治風濕相搏，骨節煩疼，掣痛不得屈伸，近之則痛劇，汗出短氣，小便不利，惡風不欲去衣，或身微腫者，此方主之。

甘草二兩 白朮二兩 桂枝四兩 附子二枚，炮

右四味，以水六升，煮取三升，去滓，溫服一升，日三服。初服得微汗則解，能食，汗止復煩者，服五合。恐一升多者，宜服六七合爲始。言初服之始。

歌曰 朮附甘兮二兩平，桂枝四兩亦須明，方中主藥推甘草，風濕同驅要緩行。宋本《金匱玉函經》：甘草、白朮各三兩。

王晉三曰：甘草附子湯，兩表兩裏之偶藥。風淫於表，濕流關節，治宜兩顧。白朮、附子顧裏勝濕，桂枝、甘草顧表勝風。獨以甘草冠其名者，病深關節，義在緩而行之，若驅之太急，風去而濕仍留，反遺後患矣。

白虎湯 治發汗後，大熱不解，多汗出，不惡寒，大渴能飲水者，此方

主之。按：此條從《内臺方》原文，與《傷寒論》稍異。

知母六兩　石膏一斤，碎，綿裹　甘草二兩，炙　粳米六合

右四味，以水一斗，煮米熟湯成，去滓，溫服一升，日三服。

歌曰　陽明白虎證辨非難，大熱多汗，大渴飲水等爲陽明證，易辨。難在陽邪背惡寒，論中『背惡寒』三字兩見：一見於少陰證附子湯，一見於此湯。一寒一熱，須辨於鼇毫之間，爲死生大關頭。知六膏斤甘二兩，米加六合服之安。

蔚按：白虎湯，《傷寒論》凡三見：太陽條治脈浮滑，厥陰條治脈滑而厥，又治三陽合病，腹滿身重難以轉側，口不仁而面垢，譫語遺尿等證。而原本此方列於太陽條甘草附子湯之下者，言外見風寒濕燥火之氣，俱括於太陽之内，且下一條炙甘草湯，亦即潤燥之劑，可知《傷寒論》非止治風寒二氣也。

柯韻伯曰：陽明邪從熱化，故不惡寒而惡熱。熱蒸外越，故熱汗自出。

熱灼胃中，故渴欲飲水。邪盛而實，故脈滑，然猶在經，故兼浮也。蓋陽明屬胃，外主肌肉，雖有大熱而未成實，終非苦寒之味所能治也。石膏辛寒，辛能解肌熱，寒能勝胃火，寒性沈降，辛能走外，兩擅内外之能，故以爲君。知母苦潤，苦以泄火，潤以滋燥，故以爲臣。用甘草、粳米，調和於中宮，且能土中瀉火，作甘稼穡，寒劑得之緩其寒，苦藥得之化其苦，使沈降之性皆得留連於中也，得二味爲佐，庶大寒之品無傷脾胃之慮也。煮湯入胃，輸脾歸肺，大煩大渴可除矣。白虎爲西方金神，所以名湯，秋金得令而炎暑自解矣。

炙甘草湯 治傷寒脈結代，心動悸者主之。

甘草四兩，炙 桂枝三兩 生薑三兩 人參二兩 阿膠二兩 大棗三十枚 麻仁半升 麥冬半升 生地一斤右九味，以清酒七升，水八升，先煮八味，取三升，去滓，納膠烊消盡，溫服一升，日三服。又名復脈湯。

歌曰：結代脈須四兩甘，棗枚三十桂薑三，半升麻麥一斤地，二兩參膠酒水涵。

蔚按：周禹載云，本條不言外證，寒熱已罷可知；不言內證，二便自調可知。第以病久，正氣大虧，無陽以宣其氣，更無陰以養其心，此脈結代、心動悸所由來也。方中人參、地黃、阿膠、麥冬、大棗、麻仁，皆柔潤之品以養陰，必得桂枝、生薑之辛以行陽氣，而結代之脈乃復。尤重在炙甘草一味，主持胃氣以資脈之本原，佐以清酒，使其捷行於脈道也。其煮法用酒七升、水八升，只取三升者，以煎良久，方得爐底變化之功，步步是法。要之，師第言結代者用此方以復之，非謂脈脫者以此方救之也。學者切不可泥其方名，致誤危證。推之孫真人制生脈散，亦因其命名太誇，庸醫相沿，貽害豈淺鮮哉！

男元犀按：此證必緣發汗過多所致。汗爲心液，心液傷則血虚不能養心，故心動悸。心液傷則血不能榮脈，故脈結代。取地黄、阿膠等，爲有形之品補有形之血，另立法門。

卷五

閩長樂　陳念祖修園　著

長男　蔚　古愚　擬註

次男元犀　靈石　參訂

孫　男　心典　心蘭　同校字

陽明方

大承氣湯　治陽明病大實大滿，大便不通，腹痛大熱，其脈沈實者，此方主之。此《內臺方》原文與《傷寒論》大同小異。

芒硝三合，《內臺方》三兩　大黃四兩，酒洗　枳實五枚，炙　厚朴半斤，去皮，炙右四味，以水一斗，先煮枳朴，取五升，去滓，納大黄，煮取二升，去滓，納芒硝，更上微火一兩沸，分溫再服。得下，餘勿服。

歌曰：大黄四兩朴半斤，枳五硝三急下云，朴枳先熬黄後入，去滓硝入火微熏。

蔚按：承氣湯有起死回生之功，惟善讀仲景書者方知其妙。俗醫以滋潤之脂麻油、當歸、火麻仁、鬱李仁、肉蓯蓉代之，徒下其糞而不能蕩滌其邪，則正氣不復；不能大瀉其火，則真陰不復，往往死於糞出之後。於是咸相戒曰，潤腸之品且能殺人，而大承氣湯更無論矣。甚矣哉！大承氣湯之功用，盡爲那庸耳俗目所掩也。

張隱庵曰：傷寒六經，止陽明、少陰有急下證。蓋陽明秉悍熱之氣，少陰爲君火之化。在陽明而燥熱太甚，緩則陰絶矣；在少陰而火氣猛烈，勿戢將自焚矣。非腸胃之實滿也。若實在腸胃者，雖十日不更衣，無所苦也。仲師所云急下六證，若究省不到不敢急下，致病此者鮮有能生之。且予嘗聞之曰，痞滿燥實堅五證皆備，然後可下。噫！當下者全不在此五證。

小承氣湯 治陽明病潮熱，大便難，脈沈而滑，及内實腹痛者，此方主之。《内臺方》原文。

大黃四兩　厚朴二兩，炙，去皮　枳實三枚，炙

右三味，以水四升，煮取一升二合，去滓，分溫二服。初服湯，當更衣，不爾者，盡飲之。若更衣者，勿服之。

歌曰　朴二枳三四兩黃，小承微結好商量，長沙下法分輕重，妙在同煎切勿忘。

男元犀按：三承氣俱陽明之正方。調胃承氣，其方已載於《太陽篇》，故

不復列。《傷寒論》云：陽明病不吐不下心煩者，可與調胃承氣湯。言陽明病者，胃不和也。言不吐不下者，胃不虛也。胃絡上通於心，陽明之燥火與少陰之君火相合，故心煩，可與此湯，解見太陽本方下。至於大承氣，取急下之義。陽明譫語潮熱，胃中有燥屎五六枚；及二陽並病潮熱；及陽明下後心中懊憹而煩，胃有燥屎；及大下後六七日不大便，煩不解，腹滿痛，本有宿食；及少陰證口燥舌干，或自利清水，色純青等證，俾奏功於頃刻。小承氣，取微和胃氣，勿令大泄下之義。陽明病熱未潮，大便不硬，恐有燥屎，少與此湯，轉矢氣者，可與大承氣攻之，若不轉矢氣者，不與；及太陽病汗吐下後，微煩，小便數，大便因硬者，令邪去而正不傷。論中逐條俱有深義。

張令韶云：胃與大腸、小腸交相貫通者也。胃接小腸，小腸接大腸。胃主消磨水穀，化其精微，內灌溉於藏府，外充溢於皮毛，其糟粕下入於小腸，小腸受其糟粕，復加運化，傳入於大腸，大腸方變化傳導於直腸而出。故曰：小腸者，受盛之官，化物出焉；大腸者，傳道之官，變化出焉。是大承氣者，所以通泄大腸，而上承熱氣者也，故用朴實以去留滯，大黃以滌腐穢，芒硝上承熱氣。小承氣者，所以通泄小腸，而上承胃氣者也。故曰微和胃氣，是承製胃腑太過之氣者也。不用芒硝而亦名承氣者以此。若調胃承氣，乃調和胃氣而上承君火之熱者也，以未成糟粕，故無用枳朴之消留滯。此三承氣之義也。承者，制也，謂制其太過之氣也。故曰：亢則害，承乃制。

柯韻伯曰：諸病皆因於氣。穢物之不去，由於氣之不順也。故攻積之劑，必用氣分之藥，因以承氣名湯。方分大小，有二義焉：厚朴倍大黃，是氣藥爲君，名大承氣；大黄倍厚朴，是氣藥爲臣，名小承氣。味多性猛，制大其服，欲令大泄下也；味寡性緩，制小其服，欲微和胃氣也。大小之分以此。且煎法更有妙義：大承氣用水一斗煮枳朴，取五升，納大黄再煮，取二升，去滓，納芒硝。何哉？蓋生者氣鋭而先行，熟者氣鈍而和緩。仲景欲使芒硝先化燥屎，大黄繼通地道，而後枳朴除其痞滿。若小承氣，以三味同煎，不分次第。同一大黄而煎法不同，此可見微和之義也。

按：張憲公云，承者，以卑承尊而無專成之義。天尊地卑，一形氣也，形統於氣，故地統於天。形以承氣，故地以承天。胃，土也，坤之類也；氣，陽也，乾之屬也。胃爲十二經之長，化糟粕，運精微，而成傳化之府，豈專以塊然之形，亦惟承此乾行不息之氣耳。湯名承氣，確有取義，非取順氣之義也。憲公此解超出前人，惜其所著《傷寒類疏》未刊行世。憲公諱孝培，古吳人也。

豬苓湯 治渴欲飲水，小便不利，脈浮發熱者主之。

豬苓一兩 茯苓一兩 澤瀉一兩 滑石一兩 阿膠一兩

右五味，以水四升，先煮四味，取二升，去滓，納阿膠烊消，溫服七合，日三服。

歌曰 澤膠豬茯滑相連，咳嘔心煩渴不眠，煮好去滓膠後入，育陰利水法兼全。

述 此湯與五苓之用，有天淵之別。五苓散治太陽之本，太陽司寒水，故加桂以溫之，是暖腎以行水也。此湯治陽明、少陰結熱，二經兩關津液，惟取滋陰以行水。蓋傷寒表證最忌亡陽，而裏熱又患亡陰。亡陰者，亡腎中之陰與胃之津液也。若過於滲利，則津液反致耗竭。方中阿膠即從利水中育陰，是滋養無形以行有形也。故仲景云，汗多胃燥，雖渴而裏無熱者，不可與也。

蜜煎導方　治陽明病自汗出，若發汗，小便自利者，此爲津液內竭，而大便雖硬，不可攻之，當須自欲大便，宜蜜煎導而通之。若土瓜根及與大豬膽汁，皆可爲導也。《內臺方》原文。

蜜七合

右一味，於銅器內微火煎之。稍凝如飴狀，攪之勿令焦著，欲可丸。併手捻作挺，令頭鋭大如指，長二寸許。當熱時急作，冷則硬。以納穀道中，以手急抱。欲大便時乃去之。『著』字，《正韻》直略切。黏也。

豬膽汁方

大豬膽一枚，瀉汁，和醋少許，以灌穀道中。如一食頃，當大便，出宿食惡物，甚效。原本無宿食一句。近本增之，必有所據。

歌曰　蜜煎熟後樣如飴，溫納肛門法本奇，更有醋調膽汁灌，外通二法審誰宜。

蔚按：津液內竭，便雖硬而不宜攻。取蜜之甘潤，導大腸之氣下行。若熱結於下，取豬爲水畜以制火，膽爲甲木以制土，引以苦酒之酸收，先收而後放，其力始大。其宿食等有形之物一下，而無形之熱亦蕩滌無餘矣。

按：《內臺方》云，將蜜於銅器內微火煎之，稍凝似飴狀，攪之勿令焦，滴水中堅凝，可用。蘸皂角末捻作挺，以豬膽汁或油潤穀道，納之，少頃欲大便，乃去之。又豬膽汁方：以豬膽汁二枚，以小竹管插入膽口，留一截用油潤，納入穀道中，以手將膽捻之，其汁自內出。一食頃，當大便下。又用土瓜根削如指狀，蘸豬膽汁，納入穀道中，亦可用。

茵陳蒿湯　治陽明病發熱汗出，此爲熱越，不能發黄也。但頭汗出，身無汗，劑頸而還，小便不利，渴欲飲水漿者，此爲瘀熱在裏，身必發黄，此方主之。又，傷寒七八日，身黄如橘子色，小便不利，腹微滿者，此方主之。

茵陳蒿六兩　梔子十四枚　大黄二兩，去皮

右三味，以水一斗，先煮茵陳，減六升，納二味，煎取三升，去滓，分溫三服。小便當利，尿如皂角汁狀，色正赤。一宿腹減，黄從小便去也。

歌曰　二兩大黄十四梔，茵陳六兩早煎宜，身黄尿短腹微滿，解自前陰法最奇。

柯韻伯曰：太陽、陽明俱有發黄證。但頭汗出而身無汗，則熱不得外越。小便不利，則熱不得下利，故瘀熱在裏而發黄。按：太陽之發黄，乃太陽之標陽下合太陰之濕氣；陽明之發黄，亦陽明之燥熱内合太陰之濕化。若止病本氣，不合太陰，則不發黄。故曰：太陰者身當發黄，若小便自利者，不能發黄也。張令韶之説最妙。然裏有不同，肌肉是太陽之裏，當汗而發之，故用麻黄連翹赤小豆湯。按：柯韻伯移此方於《太陽篇》，亦有見解。然原本系是陽明，聖經必不可擅改。心胸是太陽之裏、陽明之表，當寒以勝之，故用梔子柏皮湯，乃清火法。腸胃是陽明之裏，當瀉之於内，故立本方，是逐穢法。茵陳稟北方之色，經冬不凋，傲霜凌雪，偏受大寒之氣，故能除熱邪留結。率梔子以通水源，大黄以調胃實，令一身内外瘀熱悉從小便而出。腹滿自減，腸胃無傷，乃合引而竭之之法。此陽明利水之聖劑也。又按，仲景治陽明渴飲有三法：《太陽篇》之五苓散，微發汗以散水氣者，不與焉。若大渴煩躁，小便自利者，白虎湯加參，清火而生津；脈浮發熱，小便不利者，豬苓湯滋陰以利水。若小便不利而發黄、腹滿者，茵陳湯以泄熱，令黄從小便出。病情治法，胸有成竹矣。竊思仲景利小便必用氣化之品，通大便必用承氣之品，以小便由於氣化也。茲小便不利，不用二苓者何？本論云：陽明病汗出多而渴者，不可與豬苓湯，以汗多胃中燥，豬苓湯復利小便故也。須知陽明汗出多而渴者不可用，則汗不出而渴者，津液先虛，更不可用明矣。此主以推陳致新之茵陳，佐以屈曲下行之梔子，不用枳朴以承氣，與芒硝之峻利，則大黄但能潤腸泄熱，緩緩而行，故必一宿而腹始減，黄從小便去而不由大腸去。仲景立法之奇，匪彝所思耳！

吴茱萸湯見下少陰方

麻仁丸　治趺陽脈浮而澀，浮則胃氣強，澀則小便數，浮澀相搏，大便則難，其脾爲約。此方主之。

麻仁二升　芍藥半斤　枳實半斤，炙　大黄一斤，去皮　厚朴一尺，去皮，炙　杏仁一升，去皮尖，熬，研作脂右六味，爲末，煉蜜爲丸，如梧桐子大，每服十丸，漸加，以知爲度。

歌曰 一升杏子二升麻，枳芍半斤效可誇，黄朴一斤丸飲下，緩通脾約是專家。一本，厚朴亦是一斤。

男元犀按：脾爲胃行其津液也。今胃熱而津液枯，脾無所行而爲窮約，故取麻仁、杏仁多脂之物以潤燥，大黄、芍藥苦泄之藥以破結，枳實、厚朴順氣之藥以行滯。以蜜爲丸者，治在脾而取緩，欲脾不下泄其津液，而小便數已，還津液於胃中，而大便難已也。

蔚按：古今權量尺寸不同。考之《内臺方》，麻仁四兩，杏仁六兩，芍藥、枳實各三兩，厚朴三兩，大黄八兩，煉蜜丸如梧桐子大，熟水下五十丸。

梔子柏皮湯 治傷寒身發黄發熱。

梔子十五枚 甘草一兩 黄柏二兩

右三味，以水四升，煮取一升半，去滓，分溫再服。

歌曰　裏鬱業經向外驅，身黃發熱四言規，身黃發熱之外無他證。草須一兩二黃柏，十五枚梔不去皮。

麻黃連翹赤小豆湯　治傷寒瘀熱在裏，身必發黃，此湯主之。

麻黃二兩，去節　連翹二兩　赤小豆一升　甘草二兩　生梓白皮一升。一本一斤，《内臺》三兩　杏仁四十枚，去皮尖　大棗十二枚　生薑二兩

右八味，以潦水一斗，先煎麻黃再沸，去上沫，納諸藥，煮取三升，去滓，分溫三服，半日服盡。

歌曰　黃病薑翹二兩麻，一升赤豆梓皮誇，棗須十二能通竅，四十杏仁二草嘉。

蔚按：梔子柏皮湯，治濕熱已發於外，止有身黃發熱，而無内瘀之證。

此治瘀熱在裏，迫其濕氣外蒸而爲黄也。麻黄能通泄陽氣於至陰之下以發之，加連翹、梓皮之苦寒以清火，赤小豆利水以導濕，杏仁利肺氣而達諸藥之氣於皮毛，薑、棗調營衛以行諸藥之氣於肌腠，甘草奠安太陰。俾病氣合於太陰而爲黄者，仍助太陰之氣，使其外出下出而悉去也。潦水者，雨後水行洿地，取其同氣相求，地氣升而爲雨，亦取其從下而上之義也。

少陽方

小柴胡湯

本論無方。此方列於《太陽篇》中，今補其方名。

論以口苦，咽干，目眩爲提綱，言少陽之上，相火主之。少陽爲甲木，諸風掉眩，皆屬於木。主風主火，言少陽之氣化也。

論云：少陽中風，兩耳無所聞，目赤，胸中滿而煩。不可吐下，吐下則悸而驚。此言少陽自受之風邪也。

論云：脈弦細，頭痛發熱者屬少陽。少陽不可發汗，發汗則譫語。此屬胃，胃和則愈，胃不和則煩而悸。此言少陽自受之寒邪也。

論云：本太陽病不解，轉屬少陽，脅下硬滿，干嘔不能食，寒熱往來，尚未吐下，脈沈緊者，與小柴胡湯。此邪從太陽轉屬，仍達太陽之氣從樞以外出也。

論云：若已吐下發汗，溫鍼譫語，柴胡證罷，此爲壞病。知犯何逆，以法治之。此言當審汗、吐、下、溫鍼四者之逆而救之也。

少陽未列專方，當於《太陽》《陽明》篇求之。

太陰方

論云：太陰之爲病，腹滿而吐，食不下，自利益甚，時腹自痛。若下之，必心下結硬。此總論太陰氣之爲病也。

論又云：太陰病，脈浮，可發汗，宜桂枝湯。

論云：自利不渴者，屬太陰也。其藏有寒故也。當溫之，宜四逆輩。此二節，言太陰病在外者宜桂枝以解肌，在内者不渴，無中見之燥化，屬本藏有寒，宜四逆輩。曰『輩』者，理中湯丸等溫劑俱在其中也。

論云：傷寒脈浮而緩，手足自溫者，係在太陰。太陰當發身黄，若小便自利者不能發黄。至七八日，雖暴煩下利，日十餘行，必自止，以脾家實，腐穢當去故也。此言太陰寒證外亦有熱證也。經云：太陰之上，濕氣主之，中見陽明。若不得中見之化，則爲藏寒之病；若中見太過，濕熱相並，又爲發黄之證，小便自利者不發黄。至七八日，驟得陽熱之化，故暴煩，陰濕在内，故下利，然下利雖甚，亦當自止。所以然者，以太陰中見熱化，脾家實，倉廩之腐穢當自去也。

論云：本太陽病，醫反下之，因以腹滿時痛者，屬太陰也，桂枝加芍藥湯主之。大實痛，桂枝加大黄主之。此言誤下轉屬之證也。又云：太陰爲病，脈弱，其人續自便利，設當行大黄、芍藥者，宜減之，以其人胃弱易動故也。此承上節脾家實，宜芍藥、大黄以行腐穢，而脈弱者，大便陸續而利出，宜減芍藥、大黄以存胃氣。甚矣，傷寒之治，首重在胃氣也。

桂枝加芍藥湯　治太陽病反下之，因而腹滿時痛者。

桂枝三兩　芍藥六兩　甘草二兩　生薑三兩　大棗十二枚

右五味，以水七升，煮取三升，去滓，分溫三服。

桂枝加大黃湯治太陽病反下之，因而大實痛者。

即前方加大黃二兩

歌曰　桂枝倍芍轉輸脾，泄滿升邪止痛宜，大實痛因反下誤，黃加二兩下無疑。

述　桂枝加芍藥湯，倍用芍藥之苦降，能令桂枝深入於至陰之分，舉誤陷之邪，而腹痛自止。桂枝加大黃者，以桂薑升邪，倍芍藥引入太陰，鼓其陷邪，加大黃運其中樞，通地道，去實滿，棗草助轉輸，使其邪悉從外解下行，各不相背。

少陰方

論云：少陰之爲病，脈微細，但欲寐也。此以少陰標本水火陰陽之氣，見於脈證者爲提綱也。《内經》云：少陰之上，君火主之。又云：陰中之陰腎也。少陰本熱而標寒，上火而下水，神之變，精之處也。論中言少陰自得之病，或得太陽之標，或得君火之化，或得水陰之氣；或在於表，或在於裏；或在於經，或歸於中土。俱明神機樞轉，上下出入之至理，故其方亦寒熱攻補表裏之不同。

大承氣湯見陽明篇

麻黄附子細辛湯　治少陰病始得之，反發熱，脈沈者，此方主之。

麻黄二兩　細辛二兩　附子一枚，炮

右三味，以水一斗，先煮麻黄，减二升，去上沫，納諸藥，煮取三升，去滓，溫服一升。日三服。

歌曰 麻黄二兩細辛同，附子一枚力最雄，始得少陰反發熱，脈沈的證奏奇功。

蔚按：少陰病始得之，是當無熱，而反發熱，爲太陽標陽外呈，脈沈爲少陰之生氣不升。恐陰陽内外不相接，故以熟附子助太陽之表陽而内合於少陰，麻黄、細辛啟少陰之水陰而外合於太陽。須知此湯非發汗法，乃交陰陽法。

麻黄附子甘草湯 治少陰病得之二三日，微發汗，以二三日無裏證，故微發汗也。此方主之。

麻黄二兩 附子一枚，炮 甘草二兩，炙

右三味，以水七升，先煮麻黃一兩沸，去上沫，納諸藥，煮取三升，去滓，溫服一升，日三服。

歌曰　甘草麻黃二兩佳，一枚附子固根荄，少陰得病二三日，裏證全無汗豈乖。

蔚按：少陰病自始得以至二三日，無下利、厥逆大寒之裏證，又無心中煩、不得臥熱化之裏證，又無口燥咽干、自利清水、腹脹、不大便當急下之裏證，可知病少陰而得太陽之表熱。非汗不解，而又恐過汗以傷心腎之真液，故於前方去細辛，加甘草之補中，取中焦水穀之津而爲汗，則內不傷陰，邪從汗解矣。須知此湯變交陰陽法爲微發汗法。

黃連阿膠湯　治少陰病得之二三日以上，心中煩，不得臥者主之。

黃連四兩　黃芩一兩　芍藥二兩　阿膠三兩　雞子黃二枚

右五味，以水六升，先煮三物，取二升，去滓，納膠烊盡，小冷，納雞子黄，攪令相得，溫服七合，日三服。

歌曰　四兩黄連三兩膠，二枚雞子取黄敲，一芩二芍心煩治，更治難眠睫不交。

男元犀按：少陰病但欲寐爲提綱。此節云心中煩不得卧，是但欲寐之病情而變爲心中煩，可知水陰之氣不能上交於君火也。心煩之極而爲不得卧，可知君火之氣不能下入於水陰也。此爲少陰熱化之證。方中用黄連、黄芩之苦寒以折之，芍藥之苦平以降之，又以雞子黄補離中之氣，阿膠補坎中之精，俾氣血有情之物交媾其水火，斯心煩止而得卧矣。此回天手段。

附子湯　治少陰病一二日，口中和，其背惡寒者，當灸之，宜此方主之。又少陰病身疼，手足寒，骨節痛，脈沈者，宜此方主之。

附子二枚，生用　茯苓三兩　人參二兩　白朮四兩　芍藥三兩

右五味，以水八升，煮取三升，去滓，溫服一升，日三服。

歌曰　生附二枚附子湯，朮宜四兩主斯方，芍苓三兩人參二，背冷脈沈身痛詳。

蔚按：論云，少陰病得之一二日，口中和，其背惡寒者，當灸之，宜此湯。此治太陽之陽虛，不能與少陰之君火相合也。又云，少陰病身體疼，手足寒，骨節痛，脈沈者，宜此湯。此治少陰君火內虛，神機不轉也。方中君以生附子二枚，益下焦水中之生陽，以達於上焦之君火也；臣以白朮者，以心腎藉中土之氣而交合也；佐以人參者，取其甘潤以濟生附之大辛；又佐以芍藥者，取其苦降以泄生附之大毒也。然參芍皆陰分之藥，雖能化生附之暴，又恐其掣生附之肘，當此陽氣欲脫之頃，雜一點陰柔之品便足害事，故

又使以茯苓之淡滲，使參芍成功之後，從小便而退於無用之地，不遺餘陰之氣以妨陽藥也。師用此方，一以治陽虛，一以治陰虛。時醫開口輒言此四字，其亦知陽指太陽，陰指少陰，一方統治之理乎？

桃花湯　治少陰病下利便膿血者，此方主之。又，少陰病二三日，腹痛，小便不利，下利不止，便膿血者主之。

赤石脂一斤，一半全用，一半篩末　干薑一兩　粳米一升

右三味，以水七升，煮米令熟，去滓，納石脂末方寸匕，温服七合，日三服。若一服愈，餘勿服。

歌曰　一升粳米一斤脂，脂半磨研法亦奇，一兩干薑同煮服，少陰膿血是良規。

張令韶曰：少陰病下利膿血，桃花湯主之。此感少陰君火之熱，不病無

形之氣化，而病有形之經脈也。經謂心之合脈也，又謂陰絡傷則便血。赤石脂色赤而性澀，故能止下利膿血。干薑、粳米溫補中焦，以資養血脈之源，所以治之。論又云，少陰二三日至四五日，腹痛，小便不利，下利不止，便膿血者，桃花湯主之。此言二三日至四五日，值太陰主氣之期而脾絡不通，則爲腹痛。脾絡不通不能轉輸，則爲小便不利；小便不利則水穀不分，而爲利不止，陰絡傷則爲膿血。石脂爲山之血脈凝結而成，故治經脈之病。下節言便膿血可刺者，所以申明病在經脈之義也。

吴茱萸湯　治厥陰病干嘔吐涎沫，頭痛者主之。又，少陰病吐利，手足厥冷，煩躁欲死者主之。又，食穀欲嘔者，屬陽明也，吴茱萸湯主之。得湯反劇者，屬上焦也。

吴茱萸一升，洗　人參三兩　生薑六兩　大棗十二枚右四味，以水七升，煮取二升，去滓，溫服七合，日三服。

歌曰 升許吳萸三兩參，生薑六兩救寒侵，棗投十二中宮主，吐利頭疼煩躁尋。

蔚按：少陰之藏，皆本陽明之水穀以資生，而復交會於中土。若上吐下利，則中土大虛，中土虛則氣不行於四末，故手足逆冷。中土虛，不能導手少陰之氣而下交，則爲煩，不能引足少陰之氣而上交，則爲躁，甚則煩躁欲死。方用吳茱萸之大辛大溫以救欲絕之陽，佐人參之沖和以安中氣，薑棗和胃以行四末。師於不治之證不忍坐視，專求陽明，是得絕處逢生之妙。所以與通脈四逆湯、白通加豬膽汁湯三方鼎峙也。論云：食穀欲嘔者，屬陽明也，吳茱萸湯主之。又云：干嘔吐涎沫，頭痛者，吳茱萸湯主之。此陽明之正方也。或謂吳茱萸降濁陰之氣，爲厥陰專藥，然溫中散寒，又爲三陰並用之藥。而佐以人參、薑、棗，又爲胃陽衰敗之神方。昔賢所以有『論方不論藥』之訓也。

豬膚湯　治少陰病下利咽痛，胸滿心煩者主之。

豬膚一斤

右一味，以水一斗，煮取五升，去滓，加白蜜一升、白粉五合，熬香，和令相得，溫分六服。

歌曰　斤許豬膚斗水煎，水煎減半滓須捐，再投粉白粉五合蜜白蜜一升熬香服，煩利咽痛胸滿痊。

張令韶曰：此方合下四方，皆以少陰主樞，旋轉內外，無有止息，逆則病也。夫少陰上火下水而主樞機，下利者，水在下而火不得下濟也。咽痛者，火在上而水不得上交也。上下水火不交，則神機樞轉不出，故胸滿，神機內鬱，故心煩。豬爲水畜，膚取其遍達周身，從內而外，亦從外而內之義也。蜜乃稼穡之味，粉爲五穀之精。熬香者，取香氣助中土以交合水火，轉運樞機者也。

甘草湯 治少陰咽痛者。

甘草二兩，生用

右一味，以水一升，煮取升半，去滓，分溫再服。

歌曰 甘草名湯咽痛求，方教二兩不多收，後人只認中焦藥，誰識少陰主治優。後賢童便隔湯燉服，甚見超妙。

桔梗湯 治少陰咽痛，與甘草不差者，與桔梗湯。

桔梗一兩 甘草二兩

右二味，以水三升，煮取一升，去滓，分溫再服。

歌曰　甘草湯投痛未瘥，桔加一兩莫輕過，奇而不效須知偶，好把經文仔細哦。

述　少陰之脈，從心繫上挾咽。二三日乃三陽主氣之期，少陰君火外合三陽，上循經脈，故咽痛。甘草生用，能清上焦之火而調經脈。若不差，與桔梗湯以開提肺氣，不使火氣壅遏於會厭狹隘之地也。

苦酒湯　治少陰咽中傷，生瘡，不能言語，聲不出者主之。

半夏洗，破，十四枚　雞子一枚，去黃

右二味，納半夏著苦酒中，以雞子殼置刀環中，安火上，令三沸，去滓，少少含咽之。不差，更作三劑。

歌曰　生夏一枚十四開，洗，破，十四枚。雞清苦酒攪幾回，刀環捧殼煎三沸，咽痛頻吞絕妙哉。

蔚按：一雞子殼之小，安能納半夏十四枚之多？近刻以訛傳訛，即張令韶、張隱庵、柯韻伯之明，亦仍之。甚矣！耳食之爲害也。余考原本，半夏洗、破十四枚，謂取半夏一枚，洗去其涎，而破爲十四枚也。原本『破』字模糊，翻刻落此一字，以致貽誤至今，特正之。

張令韶曰：此治少陰水陰之氣，不能上濟君火也。君火在上，熱傷經絡，故咽中傷、生瘡。經曰：諸痛瘡癢，皆屬心火是也。在心主言，在肺主聲，皆由腎間之生氣所出。少陰樞機不能環轉而上達，故不能語言，聲不出也。張隱庵有云，人之聲音，藉陰中之生氣而出。半夏生當夏半，感一陰之氣而生，故能開發聲音。破十四枚者，七爲奇數，偶七而成十四，是偶中之奇，取陰中之生陽也。雞卵屬金而白象天，肺主金主天，助肺以滋水之上源也。刀爲金器，環聲還也，取金聲環轉之義也。苦酒醋也，書曰：曲直作酸。經曰：少陽屬腎。一以達少陽初生之氣，一以金遇木擊而鳴矣。火上三沸者，金遇火而三伏，三伏已過，金氣復矣。樞轉利，水氣升，金氣清，則咽痛愈而聲音出矣。

半夏散及湯　治少陰咽中痛者主之。

半夏洗　桂枝　甘草

右三味，等分，各別搗篩已，合治之，白飲和服方寸匕，日三服。不能散服者，以水一升，煎七沸，納散兩方寸匕，更煎三沸，下火令少冷，少少咽之。

歌曰　半夏桂甘等分施，散須寸匕飲調宜，若煎少與當微冷，咽痛求樞少陰主樞，其氣逆於經脈，不能環轉四散，故咽痛。法亦奇。

蔚按：少陰主樞，熱氣不能從樞而出，逆於經脈而咽痛，爲甘草湯證。

寒氣不能從樞而出，逆於經脈而咽中痛，爲半夏散及湯證。半夏運樞，桂枝解肌，甘草緩痛，和以白飲者，即桂枝湯啜粥之義。從中以達外，俾內外之經脈通，而少陰之樞機出入矣。如咽痛不能服散，以湯少少咽之，取其輕捷，即湯亦同於散也。

白通湯　治少陰病下利者，此方主之。

葱白四莖　干薑一兩　附子一枚，生用

右三味，以水三升，煮取一升，去滓，分溫再服。

白通加豬膽汁湯　治少陰病下利脈微者，與白通湯。利不止，厥逆無脈，干嘔而煩者，此方主之。服湯已，脈暴出者死，脈微續者生。

白通湯中加豬膽汁一合　人尿五合　無膽汁亦可。

右如法湯成，納豬膽汁、人尿，和令相得，溫服。

歌曰　葱白四莖一兩薑，全枚生附白通湯，脈微下利肢兼厥，干嘔心煩尿膽襄。人尿五合，豬膽汁一合。

男元犀按：白通湯主少陰水火不交，中虛不運者也。用生附啟水藏之陽以上承於心，葱白引君主之火以下交於腎，干薑溫中焦之土以通上下。上下交，水火濟，中土和，利自止矣。

蔚按：白通加豬膽汁湯，張令韶之註甚妙。令韶謂，脈始於足少陰腎，主於手少陰心，生於足陽明胃。誠見道之言。少陰下利脈微者，腎臟之生陽不升也。與白通湯以啟下陷之陽。若利不止，厥逆無脈，干嘔煩者，心無所主，胃無所生，腎無所始也。白通湯三面俱到，加膽汁、人尿調和後入，生氣俱在，爲效倍速，苦咸合爲一家。入咽之頃，苦先入心，即隨咸味而直交於腎，腎得心君之助，則生陽之氣升，又有附子在下以啟之，干薑從中以接之，蔥白自上以通之，利止厥回，不煩不嘔，脈可微續，危證必仗此大方也。若服此湯後，脈不微續而暴出，燈光之回焰，吾亦無如之何矣！

真武湯見上第三卷太陽方

通脈四逆湯 治少陰病下利清穀，裏寒外熱，手足厥冷，脈微欲絕，身反不惡寒，其人面色赤，或腹痛，或干嘔，或咽痛，或利止脈不出者，此方主之。

甘草三兩 干薑三兩，強人四兩 附子一枚。生用

右三味，以水三升，煮取一升二合，去滓，分溫再服，其脈即出者愈。面色赤者，加蔥九莖；腹中痛者，去蔥，加芍藥二兩；嘔者，加生薑二兩；咽疼者，去芍藥，加桔梗一兩；利止脈不出者，去桔梗，加人參二兩。

歌曰 一枚生附草薑三，招納亡陽此指南，外熱裏寒面赤厥，脈微通脈

法中探。一本，甘草止用二兩。

通脈四逆湯加減法：

加減歌曰　面赤加葱莖用九，腹痛去葱真好手。葱去换芍二兩加，嘔者生薑二兩偶。咽痛去芍桔須加，桔梗一兩循經走。脈若不出二兩參，桔梗丟開莫掣肘。

參各家説：陽氣不能運行，宜四逆湯；元陽虚甚，宜附子湯；陰盛於下，格陽於上，宜白通湯；陰盛於内，格陽於外，宜通脈四逆湯。蓋以生氣既離，亡在頃刻，若以柔緩之甘草爲君，豈能疾呼散陽而使返耶？故倍用干薑，而仍不減甘草者，恐散涣之餘，不能當薑附之猛，還藉甘草以收全功也。若面赤者，虚陽上泛也，加葱白引陽氣以下行。腹中痛者，脾絡不和也，去葱加芍藥以通脾絡。嘔者，胃氣逆也，加生薑以宣逆氣。咽痛者，少陰循經上逆也，去芍藥之苦泄，加桔梗之開提。利止脈不出者，穀氣內虛，脈無所稟而生，去桔梗加人參以生脈。

四逆散 治少陰四逆，其人或咳，或悸，或小便不利，或腹中痛，或泄利下重者主之。

甘草 枳實 柴胡 芍藥

右四味，各十分，搗篩，白飲和服方寸匕，日三服。咳者加五味子、干薑各五分，並主下利，悸者加桂枝五分，小便不利者加茯苓五分，腹中痛者加附子一枚，炮令坼，泄利下重者，先以水五升，煮薤白三升，煮取三升，去滓，以散三方寸匕納湯中，煮取一升半，分溫再服。上一「煮」字衍文。

歌曰 枳甘柴芍數相均，熱厥能回察所因，白飲和勻方寸匕，陰陽順接用斯神。

四逆散加減法：

加減歌曰　咳加五味與干薑，五分去聲平行爲正路，下利之病照此加，辛溫酸收兩相顧。悸者桂枝五分去聲加，補養心虛爲獨步，小便不利加茯苓，五分去聲此方爲法度。腹中痛者裏氣寒，炮附一枚加勿誤，泄利下重陽鬱求，薤白三升水煮具。水用五升取三升，去薤納散寸匕數，再煮一升有半成，分溫兩服法可悟。

張令韶曰：凡少陰病四逆，俱爲陽氣虛寒，然亦有陽氣內鬱，不得外達而四逆者，又宜四逆散主之。枳實形圓臭香，胃家之宣品也，所以宣通胃絡。芍藥疏泄經絡之血脈，甘草調中，柴胡啟達陽氣而外行，陽氣通而四肢溫矣。若咳者，肺寒氣逆也，用五味、干薑溫斂肺氣；並主下利者，溫以散之，酸以收之也。悸者，心氣虛也，加桂枝以保心氣。小便不利者，水道不行也，加茯苓以行水。腹中痛者，裏寒也，加附子以溫寒。泄利下重者，陽氣鬱於下也，用薤白以通陽氣。

卷六

閩　長樂　陳念祖修園　著

長男　蔚　古愚　擬註

次男元犀　靈石　參訂

孫　男　心典　心蘭　同校字

厥陰方

烏梅丸　治傷寒脈微而厥，至七八日膚冷，其人躁無暫安時者，此爲藏厥，非蛔厥也。蛔厥者，其人當吐蛔。今病者靜而復時煩，此爲藏寒。蛔上入膈故煩，須臾復止，得食而嘔又煩者，蛔聞食臭出，其人當吐蛔。蛔厥者，烏梅丸主之，又主久利方。

烏梅三百枚　細辛六兩　干薑十兩　黄連一斤　蜀椒四兩，炒去汗　當歸四兩　桂枝六兩　附子六兩，炮　人參六兩　黄柏六兩

右十味，異擣篩，合治之，以苦酒浸烏梅一宿，去核蒸之，五升米下，飯熟擣成泥，和藥令相得。納臼中，與蜜杵二千下，丸如梧桐子大。先食，服十丸，日三服，稍加至二十丸。禁生冷、滑物、臭食等。

歌曰　六兩柏參桂附辛，黄連十六厥陰遵，歸椒四兩梅三百，十兩干薑記要真。

論云：厥陰之爲病，消渴，氣上撞心，心中疼熱，饑而不欲食，食則吐蛔，下之利不止，此厥陰病之提綱也。經云：厥陰之上，風氣主之，中見少陽。是厥陰以風爲本，以陰寒爲標，而火熱在中也。至厥陰而陰已極，故不

從標本而從於中治。

沈堯封云：此厥陰證之提綱也。消渴等證外，更有厥熱往來，或嘔或利等證，猶之陽明病胃家實之外，更有身熱汗出，不惡寒反惡熱等證。故陽明病必須内外證合見，乃是真陽明。厥陰病亦必内外證合見，乃是真厥陰。其餘或厥、或利、或嘔，而内無氣上撞心、心中疼熱等證，皆似厥陰而非厥陰也。

男元犀按：論云：傷寒脈微而厥，至七八日膚冷，其人躁無暫安時者，是以少陰證之藏厥，喚起厥陰之蛔厥也。然少陰證水火不交，則爲煩躁，若真陽欲脱危證，則但躁不煩，與厥陰之但煩不躁者不同。故曰膚冷而躁，名曰藏厥，非蛔厥也。蛔厥爲厥陰病的證，厥陰陰極陽生，中爲少陰相火，名曰蛔厥，此『蛔』字所包者廣。厥陰主風木，若名爲風厥，則遺去『木』

字；若名爲木厥，又遺去『風』字，且用字亦不雅馴；若名爲風木厥，更見執著。第以『蛔厥』二字該之，蓋以蛔者風木之蟲也，而吐蛔爲厥陰之真面目。拈此一字，而病源、病證具在其中。其人當吐蛔者，以風木之病當有是證，亦必不泥於蛔之有無，如本節『靜而復煩』，與上節『氣上沖心、心中疼熱』皆是也。曰蛔聞食臭出，其人當自吐蛔，又用一『當』字者，言吐蛔者其常，即不吐蛔而嘔而又煩，風木之動亦可以吐蛔例之也。曰靜而復煩，曰須臾復止，曰又煩者，風有作止也。然通篇之眼目，在『此爲藏寒』四字。言見證雖曰風木爲病，相火上攻，而其藏則爲寒。何也？厥陰爲三陰之盡也。《周易》震卦：一陽居二陰之下，爲厥陰本象，病則陽逆於上，陰陷於下。饑不欲食，下之利不止，是下寒之確證也。消渴，氣上撞心，心中疼熱，吐蛔，是上熱之確證也。方用烏梅漬以苦酒，順曲直作酸之本性，逆者順之，還其所固有，去其所本無，治之所以臻於上理也。桂椒辛附，辛溫之品，導逆上之火，以還震卦下一畫之奇。黄連、黄柏苦寒之品，瀉心胸之熱，以還震卦上四畫之偶。又佐以人參之甘寒，當歸之苦溫，干薑之辛溫，三物合用，能令中焦受氣而取汁。而烏梅蒸於米下，服丸送以米飲，無非補養中焦之法，所謂厥陰不治取之陽明者此也。此爲厥陰證之總方。註家第謂蛔得酸則靜，得辛則伏，得苦則下，猶淺之乎測烏梅丸也。

當歸四逆湯 治手足厥寒，脈細欲絕者，此方主之。

當歸三兩 桂枝三兩 芍藥三兩 細辛三兩 大棗二十五枚 甘草二兩 通草二兩。按：即今之木通，非肆中白松之通草。

右七味，以水八升，煮取三升，去滓，溫服一升，日三服。

當歸四逆加吴茱萸生薑湯 治手足厥寒，脈細欲絕，其人內有久寒者。

即前方加生薑半斤　吴茱萸二升

右以水六升，清酒六升，煮取五升，溫分五服。

歌曰：三兩辛歸桂芍行，棗須廿五脈重生，甘通二兩能回厥，寒入吴萸薑酒烹。二升　半斤　六升

羅東逸曰：厥陰爲三陰之盡，陰盡陽生。若受寒邪，則陰陽之氣不相順接，故脈微而厥。然厥陰之藏，相火遊行其間，經雖受寒，而藏不即寒，故先厥者後必發熱。所以傷寒初起，見其手足厥冷、脈細欲絕者，不得遽認爲寒而用薑附也。此方用桂枝湯君以當歸者，厥陰主肝，肝爲血室也。佐細辛，其味極辛，能達三陰，外溫經而內溫藏。通草其性極通，善開關節，內通竅而外通榮。去生薑者，恐其過表也。倍大棗者，即建中加飴之義，用

二十五枚者，取五五之數也。肝之志苦急，肝之神欲散，辛甘並舉，則志遂而神悅。未有厥陰神志遂悅，而脈微不出、手足不溫者也。不須參苓之補，不用薑附之峻，此厥陰厥逆與太少不同治也。若其人內有久寒，非辛溫之品不能兼治，則加吳萸、生薑之辛熱，更用酒煎，佐細辛，直通厥陰之藏，迅散內外之寒，是又救厥陰內外兩傷於寒之法也。

麻黃升麻湯 治傷寒六七日大下後，寸脈沈而遲，手足厥逆，下部脈不至，咽喉不利，吐膿血，泄利不止者，爲難治，此方主之。

麻黃二兩半 升麻一兩半 當歸一兩 知母十八銖 黃芩十八銖 萎蕤十八銖 石膏六銖 白朮六銖 干薑六銖 芍藥六銖 桂枝六銖 茯苓六銖 甘草六銖 天冬六銖

右十四味，以水一斗，先煮麻黃一兩沸，去上沫，納諸藥，煮取三升，去滓，分溫三服。相去如炊三斗米頃，令盡，汗出愈。

歌曰　兩半麻升一兩歸，六銖苓朮芍冬依，膏薑桂草同分兩，十八銖兮芩母萎。一本：麻黄二兩半，升麻、當歸各一兩一分。宋本：麻黄二兩半，升麻、當歸各二兩六銖，有麥門冬，無天門冬，餘俱同。

張令韶曰：傷寒六七日，乃由陰出陽之期也。粗工以爲大熱不解而大下之，虛其陽氣，故寸脈沈遲，手足厥逆也。下爲陰，下部脈不至，陰虛不能上通於陽也。咽喉不利，吐膿血，陽熱在上也。泄利不止，陰寒在下也。陰陽兩不相接，故爲難治。與升麻、麻黄、桂枝以升陽，而復以茯苓、白朮、干薑調其下利，與當歸、白芍、天冬、萎蕤以止膿血，與知母、黄芩、甘草以利咽喉。石膏性重，引麻黄、升麻、桂枝直從裏陰而透達於肌表，則陽氣下行，陰氣上升，陰陽和而汗出矣。

此方藥雖駁雜，意義深長，學者宜潛心細玩可也。

干薑黃芩黃連人參湯

治傷寒本自寒下，醫復吐下之，寒格更逆吐下，若食入口即吐者主之。

干薑三兩　黃連三兩　黃芩三兩　人參三兩

右四味，以水六升，煮取二升，去滓，分溫再服。

歌曰　芩連苦降藉薑開，濟以人參絕妙哉，四物平行各三兩，諸凡拒格此方該。

蔚按：傷寒本自寒下者，以厥陰之標陰在下也。醫復吐下之，在下益寒而反格熱於上，以致食入即吐。方用干薑辛溫以救其寒，芩連苦寒降之且以堅之。然吐下之後，陰陽兩傷，胃氣索然，必藉人參以主之，俾胃氣如分金之爐，寒熱各不相礙也。方名以干薑冠首者，取干薑之溫能除寒下，而辛烈之氣又能開格而納食也。家君每與及門論此方及甘草附子湯，謂古人不獨審病有法，用方有法，即方名中藥品之前後亦寓以法。善讀書者，當讀於無字處也。

白頭翁湯　治熱利下重，及下利欲飲水者主之。

白頭翁二兩　黄連三兩　黄柏三兩　秦皮三兩

右四味，以水七升，煮取二升，去滓，溫服一升。不愈，更服一升。

歌曰　三兩黄連柏與秦，白頭二兩妙通神，病緣熱利時思水，下重難通此藥珍。

蔚按：厥陰標陰病則爲寒下，厥陰中見病則爲熱利下重者，即經所謂暴注是也。白頭翁臨風偏靜，特立不撓，用以爲君者，欲平走竅之火，必先定摇動之風也。秦皮浸水青藍色，得厥陰風木之化，故用以爲臣。以黄連、黄柏爲佐使者，其性寒，能除熱，其味苦，苦又能堅也。總使風木遂其上行之性，則熱利下重自除；風火不相煽而燎原，則熱渴飲水自止。

霍亂方

四逆加人參湯

治霍亂惡寒，脈微而復利，利止亡血也，此方主之。

四逆湯原方加人參一兩

歌曰　四逆原方主救陽，加參一兩救陰方，利雖已止知亡血，須取中焦變化鄉。《內經》謂：中焦取汁，變化而赤，是謂血。方用人參滋中焦之汁，非取其回陽也。

蔚按：論云：惡寒脈微而復利，利止無血也。言霍亂既利而復利，其證惡寒，其脈又微，可知陽氣之虛也。然脈證如是，利雖止而非真止，知其血已亡也。此亡血非脫血之謂，即下則亡陰之義也。《金匱》曰：水竭則無血，即爲津液内竭。故以四逆湯救其陽氣，又加人參生其津液。柯韻伯疑四逆湯原有人參，不知仲景於回陽方中迸絕此味，即偶用之，亦是制熱藥之太過，惟救陰方中乃加之。韻伯此言，可知未嘗夢見《本草經》也。

理中丸　治霍亂病嘔吐泄利，寒多不飲水者。

人參三兩　甘草三兩　白朮三兩　干薑三兩

右四味，搗篩爲末，蜜和爲丸，如雞子黄大，以白湯數合和一丸，研碎，溫服之，日三四，夜一服。腹中未熱，益至三四丸，然不及湯。湯法以四物依兩數切，用水八升，煮取三升，去滓，溫服一升，日三服。若臍上築者，腎氣動也，去朮加桂四兩；吐多者，去朮加生薑二兩；下多者還用朮；悸者，加茯苓二兩；渴欲得水者，加朮足前成四兩半；腹中痛者，加人參足前成四兩半；寒者，加干薑足前成四兩半；腹滿者，去朮加附子一枚。服湯後如食頃，飲熱粥一升許，微自溫，勿揭衣被。按：與服桂枝湯同法，可知傷寒不忌食也。

歌曰　吐利腹疼用理中，丸湯分兩各三同，朮薑參草剛柔濟，服後還餘啜粥功。

理中湯、丸加減法：

加減歌曰　臍上築者白朮忌，去朮加桂四兩治，吐多白朮亦須除，再加生薑二兩試。若還下多朮仍留，轉輸之功君須記，悸者心下水氣凌，茯苓二兩堪爲使。渴欲飲水朮多加，共投四兩五錢餌，腹中痛者加人參，四兩半兮足前備。寒者方內加干薑，其數亦與加參類，足前成四兩半。腹滿應將白朮刪，加附一枚無剩義。服如食頃熱粥嘗，戒勿貪涼衣被置。徐靈胎云：桂枝湯之飲熱粥，欲其助藥力外散。此飲熱粥，欲其助藥力以內溫。

蔚按：論云：霍亂頭痛、發熱、身疼痛，熱多飲水者，五苓散主之；寒多不用飲水者，理中丸主之。曰霍亂者，嘔吐而利也。頭痛發熱，身疼痛者，內霍亂而外傷寒也。熱渴者，以五苓散助脾土，以滋水津之四布。寒而不渴者，用理中丸理中焦，而交上下之陰陽。蓋以上吐下利，不論寒熱，治以專顧其中也。王晉三云：人參、甘草甘以和陰，白朮、干薑辛以和陽。辛甘相輔以處中，則陰陽自然和順矣。此爲溫補第一方。論中言四逆輩，則此湯俱在其中。又治大病瘥後喜唾，善讀書者，於『喜唾』二字推廣之，凡脾虛胃虛皆是，便可悟調理之善方矣。

程郊倩曰：參、朮、炙草所以固中州，干薑守中，必假之焰釜薪而騰陽氣。是以穀入於陰，長氣於陽，上輸華蓋，下攝州都，五臟六腑皆以受氣矣。此理中之旨也。

通脈四逆加豬膽汁湯　治吐已下斷，汗出而厥，四肢拘急，脈微欲絶者。

通脈四逆原方加豬膽汁四合

煎如前法。煎成，納豬膽汁，分溫再服，其脈即出。

歌曰　生附一枚三兩薑，炙甘二兩《玉函》方，此遵宋本《金匱玉函經》，坊刻《傷寒論》：甘草三兩，炙。

脈微内竭吐已下斷，津液竭於内也。四肢拘急，津液竭於内而不榮於外也。資真汁，經云：中焦受氣取汁。又，膽爲真汁。豬膽還加四合襄。

亦遵《玉函經》法，《傷寒論》豬膽汁止半合。

蔚按：論云：吐已下斷者，言陰陽氣血俱虚，水穀俱竭，無有可吐而自已，無有可下而自斷也。曰汗出而厥，脈微欲絶者，無陽氣以主之也。曰四肢拘急者，無津液以養之也。此際若用四逆湯，薑附之溫未嘗不可以回陽，倍用甘草之甘，未嘗不可以滋陰，然猶恐其緩而無濟也。若用通脈四逆湯，倍干薑之勇，似可追返元陽，然猶恐大吐大利之餘，驟投大辛之味，内而津液愈涸，外而筋脈愈攣，頃刻死矣。師於萬死中覓一生路，取通脈四逆湯以回其厥，以止其汗，更佐以豬膽生調，取生氣俱在，苦先入心而脈復，以汁補中焦之汁，灌溉於筋則拘急解。辛甘與苦甘相濟，斯陰陽二氣頃刻調和，即四逆加人參湯之意。但人參亦無情之草根，不如豬膽汁之異類有情，生調得其生氣，爲效倍神也。諸家囿於白通加法，謂格陽不入，借苦寒以從治之，堪發一笑。

按：古本只加膽汁，無人尿，張隱庵註有人尿，必有所本。讀其註文，極有見解。張隱庵云：此節重言，以結上文兩節之意。上兩節皆主四逆湯，此言氣血皆虛，更宜通脈四逆加豬膽、人尿以治之。不曰吐利止，而曰吐已下斷者，謂津液內竭，吐無所吐，下無所下也。若吐已下斷，如所謂汗出而厥，四肢拘急之證，仍然不解，所謂脈微欲絕之脈，依然如故。此謂陰陽血氣皆虛，更宜通脈四逆加豬膽汁湯主之。通脈四逆湯解見《少陰篇》。加水畜之甲膽，乃起腎臟之精汁，上資心主之血。更加人尿，乃引膀胱之津液還入胃中，取精汁內滋而血氣調和之意，蓋風雨寒暑之邪直入中焦，皆爲霍亂。若吐利太過而生氣內傷，手足厥冷，脈微欲絶，皆宜四逆湯主之，無分寒與暑也。何也？正氣受傷，止救正而不論邪。後人補立藿香正氣散以治吐利，此治微邪在胃，正氣不傷，如此之證，弗藥亦愈，即陰陽湯、黄土湯皆能療之。若霍亂裏虛，古聖止立四逆、理中二方，爲急救正氣之法。有謂藿香正氣散治暑霍亂者，亦非也。愚每見暑月病霍亂，四肢逆冷，無脈而死，藿香正氣不過寬胸解表之劑，焉能治之？況夏月元氣發泄在外，中氣大虛，外邪卒至，救正猶遲，況疏散之劑乎！夫邪正相搏，有風雨寒暑之分。正受邪傷，止論正氣之虛實，入藏即爲不治之死證，非風暑爲陽而寒雨爲陰也。

此爲霍亂之大綱，學者宜服膺而弗失。

高子曰：霍亂之證，至汗出而厥，四肢拘急，脈微欲絕，乃純陰無陽，用四逆湯不必言矣。又加豬膽汁、人尿者，津液竭而陰血並虛，不當但助其陽，更當滋益其陰之意。每見夏月霍亂之證，四肢厥逆，脈微欲絕，投以理中、四逆不能取效，反以明礬少許和涼水服之而即愈，亦即膽汁、人尿之意。先賢立法，可謂周徧詳明矣。

陰陽易差後勞復方

燒裩散　治陰陽易。

右，取婦人中裩近隱處，剪燒灰，以水和服方寸匕，日三服，小便即利，陰頭微腫則愈。婦人病，取男子中裩燒服。

歌曰　近陰襠褲剪來燒，研末還須用水調。同氣相求療二易，長沙無法不翹翹。

張隱庵曰：裩襠乃陰吹註精之的。蓋取彼之餘氣，劫彼之餘邪。邪毒原從陰入，復使之從陰以出。故曰小便利，陰頭微腫即愈。

枳實梔子豉湯　治大病瘥後，勞復者主之。若有宿食，加大黃。

枳實三枚，炙　梔子十四枚　香豉一升

右三味，以清漿水七升空煮，取四升，納枳實、梔子，煮取二升，下豉，更煮五六沸，去滓，溫分再服，覆令微似汗。

歌曰　一升香豉枳三枚，十四山梔復病該，《傷寒論》只以『大病後勞復者』六字該之，不著其病形。漿水法煎微取汗，食停還藉大黃開。若有宿食，加大黃如博碁子大五六枚。

張隱庵曰：大病瘥後，則陰陽水火始相交會。勞其形體，則氣血內虛，其病復作。其證不一，故不著其病形，只以此方統治之。方中梔子清上焦之煩熱，香豉散下焦之水津，枳實炙香，宣中焦之土氣。三焦和而津液生，津液生而氣血復矣。若有宿食，則三焦未和，加大黄以行之，令燥屎行而三焦氣血自相和合矣。今之醫輩，凡遇此證，無不以補中益氣湯誤之也。

牡蠣澤瀉散　治大病瘥後，腰以下有水氣者主之。

牡蠣　澤瀉　蜀漆洗去腥　海藻洗去鹽　瓜蔞根　商陸根熬　葶藶子以上各等分

右七味，異搗下篩爲散，更入臼中治之，白飲和服方寸匕，小便利，止後服，日三服。

歌曰　病瘥腰下水偏停，澤瀉蔞根蜀漆葶，牡蠣商陸同海藻，搗稱等分去聲飲調靈。

蔚按：太陽之氣，因大病不能周行於一身，氣不行而水聚之。今在腰以下，宜從小便利之。牡蠣、海藻生於水，故能行水，亦咸以軟堅之義也。葶藶利肺氣而導水之源，商陸攻水積而疏水之流。澤瀉一莖直上，瓜蔞生而蔓延，二物皆引水液而上升，可升而後可降也。蜀漆乃常山之苗，自內而出外，自陰而出陽，所以引諸藥而達於病所。又，散以散之，欲其散布而行速也。但其性甚烈，不可多服，故曰小便利止後服。此方用散，不可作湯，以商陸水煮服殺人。

竹葉石膏湯 治傷寒解後，虛羸少氣，氣逆欲嘔，及虛煩客熱不退者主之。

竹葉二把 石膏一斤 半夏半升 人參三兩 甘草二兩 粳米半升 麥門冬一升

右七味，以水一斗，煮取六升，去滓，納粳米，煮米熟湯成，去米，溫服一升，日三服。

歌曰　三參二草一斤膏，病後虛羸嘔逆叨，粳夏半升葉二把，麥冬還配一升熬。

張隱庵曰：竹葉凌冬青翠，得冬令寒水之氣。半夏生當夏半，得一陰之氣。參、草、粳米資養胃氣以生津液，麥冬通胃氣之絡，石膏紋肌色白，能通胃中之逆氣達於肌腠。總令津液生而中氣足，虛熱解而吐自平矣。

男元犀按：徐靈胎云，此仲景先生治傷寒愈後調養之方也。其法專於滋養肺胃之陰氣以復津液。蓋傷寒雖六經傳遍，而汗吐下三者，皆肺胃當之。又《内經》云，人之傷於寒也則爲病熱，故滋養肺胃，岐黄以至仲景之不易之法也。後之庸醫，則用溫熱之藥峻補脾腎，而千聖相傳之精義消亡盡矣。

附識一道

蔚按：醫道之不明也，皆由於講方而不窮經之故。《神農本草經》明藥性也，未嘗有配合之方。《靈樞》《素問》，窮造化陰陽之理，原其得病之由，除雞矢醴、半夏秫米湯等節外無方。《難經》八十一章，闡明《內經》之旨，以補《內經》所未言，亦無方。至漢張仲景，得商伊聖《湯液經》，著《傷寒論》《金匱要略》二書，專取伊聖之方，而立三百九十七法。法以方而行，方以法而定，開千百年之法眼，不可專謂爲方。仲景後，此道漸晦。至唐，賴有孫思邈起而明之，著《千金方》，其方俱從《傷寒論》套出，又將《傷寒論》一一備載不遺。惜其字句不無增減，章節不無移易，又不能闡發其奥藴，徒汲汲於論中各方，臨摹脱换，以求新異。且續刻《千金翼》，以

『養性』、『補益』各立一門，遂致後醫以補脾、補腎、脾腎雙補、補氣、補血、氣血兩補、溫補、涼補、不溫不涼之平補等方，迎合於富貴之門，鄙陋之習，由此漸開。究非《千金方》之過，不善讀《千金方》之過也。後學若取其所長，棄其所短，則《千金》書何嘗非仲景書之翼也耶？《千金》私淑仲景，時有羹牆之見。其方托言龍宮秘方，蓋以仲景居臥龍岡，其《傷寒》《金匱》方即爲龍宮方。老生恒談，神明瘁鬼神來告，豈其真爲神授哉！家嚴少孤，家徒四壁，半治舉子業，半事刀圭家，日見各醫競尚唐宋各彙方，金元劉張朱李四大家，以及王宇泰、薛立齋、張景岳、李士材輩，濫取各方而爲書，是有方之書行，而無方之書遂廢。心甚憫之。每欲以家藏各方書付之祖龍，而於無方之《本經》《内經》《難經》，及祖述伊聖經方之仲景書，寢食數十年弗倦，自《千金》以下無譏焉。壬子登賢書後，寓都門，適伊雲林先生患中風證，不省人事，手足偏廢，湯米不入者十餘日。都門名醫咸云不治。家嚴以二大劑起之，名噪一時，就診者門外無虚轍。後因某當事強令館於其家，辭弗就，拂其意，癸丑秋託病而歸。後出宰畿輔，恐以醫名蹈癸丑歲之前轍，遂絕口不談，而猶私自著書。嘗語蔚曰：三不朽事，立言居其一，詩文詞賦不與焉。有人於此，若能明仲景之道，不爲異端末學所亂，民不夭札，其功德且及於天下後世也。前刻公餘醫錄等書，皆在保陽官舍而成。而《傷寒論》《金匱要略》淺註二書，稿凡三易，自喜其深入顯出，自王叔和編次、成無己註釋後，若存若沒，千有餘年，至今日方得其真諦，與時俗流傳之醫書大有分別。所苦者，方中分兩輕重，煮漬先後，分服、頓服、溫服、少冷服等法，毫厘間大有千里之判，不得不從俗本，編爲歌括，以便記誦。命蔚於歌括後各首擬註，親筆改易，其於蔚之千慮一得處，則圈之又圈，點之又點，意欲大聲疾呼，喚醒千百醫於靡靡欲寐中，忽然驚覺而後快。至於《金匱》方，又命弟元犀韻之，蔚則仿建安許氏《內臺方議》體，爲之逐條立議焉。蓋以高年之心不堪多用，蔚與弟元犀不過效有事服勞之道，非敢輕動筆墨也云爾。時嘉慶二十四年歲次己卯冬至後五日也。男蔚謹識。

蔚再按：以上擬註及附識一條，皆家嚴親筆圈點。蔚謹遵而不敢違。付刻後，每欲於註中說未了者，續出數條，庶無剩義。因閱時賢徐靈胎醫書六種，其首卷有論六條，頗見曉暢，蔚可以不必再續也。今附錄於後，以公同好。

附錄六首

論共六首，俱徐靈胎著。靈胎，名大椿。江蘇吳江人也。

方藥離合論

方之與藥，似合而實離也。得天地之氣，成一物之性，各有功能。可以變易血氣以除疾病，此藥之力也。然草木之性與人殊體，入人腸胃，何以能如人之所欲以致其效？聖人爲之制方以調劑之。或用以專攻，或用以兼治，或相輔者，或相反者，或相用者，或相制者。故方之既成，能使藥各全其性，亦能使藥各失其性，操縱之法大有權焉，此方之妙也。若夫按病用藥，藥雖切中，而立方無法，謂之有藥無方。或守一方以治病，方雖良善，而其藥有一二味與病不相關者，謂之有方無藥。譬之作書之法，用筆已工而配合顛倒，與夫字形具備，點畫不成者，皆不得謂之能書。故善醫者，分觀之而無藥弗切於病情，合觀之而無方不本於古法，然後用而弗效，則病之故也，非醫之罪也。而不然者，即偶或取效，隱害必多，則亦同於殺人而已矣。至於方之大小奇偶之法，則《內經》詳言之，茲不復贅云。

古方加減論

古人制方之義，微妙精詳，不可思議。蓋其審察病情，辨别經絡，參考藥性，斟酌輕重，其於所治之病不爽毫髮，故不必有奇品異術，而沈痼艱險之疾，投之輒有神效，此漢以前之方也。但生民之疾病不可勝窮，若必每病制一方，是曷有盡期乎？故古人即有加減之法。其病大端相同，而所現之症或不同，則不必更立一方，即於是方之內，因其現證之異，而爲之加減。如《傷寒論》中，治太陽病用桂枝湯，若見項背強者，則用桂枝加葛根湯；喘者，則用桂枝加厚朴杏子湯；下後脈促胸滿者，桂枝去白芍湯；更惡寒者，去白芍加附子湯，此猶以藥爲加減者也。若桂枝麻黄各半湯，則以兩方爲加減矣。若發奔豚者，用桂枝爲加桂枝湯，則又以藥之輕重爲加減矣。然一二味加減，雖不易本方之名，而必明著其加減之藥。若桂枝湯倍用芍藥而加飴糖，則又不名桂枝加飴糖湯，而爲建中湯。其藥雖同而義已別，則立名亦異，古法之嚴如此。後之醫者不識此義，而又欲託名用古，取古方中一二味，則即以某方目之。如用柴胡，則即曰小柴胡湯，不知小柴胡之力全在人參也。用豬苓、澤瀉，即曰五苓散，不知五苓之妙專在桂枝也。去其要藥，雜以他藥，而仍以某方目之，用而不效，不知自咎，或則歸咎於病，或則歸咎於藥，以爲古方不可治今病。嗟乎！即使果識其病，而用古方支離零亂，豈有效乎？遂相戒以古方爲難用，不知全失古方之精義，故與病毫無益而反有害也。然則當何如？曰：能識病情與古方合者，則全用之。有別症，則據古法加減之。如不盡合，則依古方之法，將古方所用之藥而去取損益之。必使無一藥不對症，自然倍於古人之法，而所投必有神效矣。

方劑古今論

後世之方，已不知幾億萬矣，此皆不足以名方者也。昔者聖人之制方也，推藥理之本原，識藥性之專能，察氣味之從逆，審藏府之好惡，合君臣之配偶，而又探索病源，推求經絡，其思遠，其義精，味不過三四，而其用變化不窮。聖人之智，真與天地同體，非人之心思所能及也。上古至今，千聖相傳，無敢失墜。至張仲景先生，復申明用法，設爲問難，註明主治之症，其《傷寒論》《金匱要略》，集千聖之大成，以承先而啟後，萬世不能出其範圍，此之謂古方，與《內經》並垂不朽者。其前後名家，如倉公、扁鵲、華佗、孫思邈諸人，各有師承，而淵源又與仲景微別，然猶自成一家，但不能與《靈》《素》《本草》一線相傳，爲宗支正脈耳。既而積習相仍，每著一書，必自撰方千百，唐時諸公用藥雖博，已乏化機。至於宋人，並不知藥，其方亦板實膚淺。元時號稱極盛，各立門庭，徒騁私見。迨乎前明，蹈襲元人緒餘而已。今之醫者，動云古方，不知古方之稱，其指不一。若謂上古之方，則自仲景先生流傳以外，無幾也。如謂宋元所制之方，則其可法可傳者絕少，不合法而荒謬者甚多，豈可奉爲典章？若謂自明人以前皆稱古方，則其方不下數百萬。夫常用之藥不過數百品，而爲方數百萬，隨拈幾味，皆已成方，何必定云某方也？嗟嗟！古之方何其嚴，今之方何其易。其間亦有奇巧之法，用藥之妙，未必不能補古今之所未及，可備參考者，然其大經大法，則萬不能及。其中更有違經背法之方，反足貽害。安得有學之士爲之擇而存之，集其大成，刪其無當，實千古之盛舉，余蓋有志而未逮矣。

古今方劑大小論

今之論古方者，皆以古方分兩太重爲疑，以爲古人氣體厚，故用藥宜重，不知此乃不考古而爲此無稽之談也，古時升斗權衡，歷代各有異同。而三代至漢，較之今日，僅十之二。余親見漢時有六升銅量，容今之一升二合。如桂枝湯乃傷寒大劑也。桂枝三兩，芍藥三兩，甘草二兩，共八兩，二八不過一兩六錢爲一劑。分作三服，則一服藥不過今之五錢三分零。他方間有藥品多而加重者，亦不過倍之而已。今人用藥，必數品，各一二錢，或三四錢，則反用三兩外矣。更有無知妄人，用四五兩作一劑，近人更有用熟地八兩爲一劑者，尤屬不倫。用丸散亦然，如古方烏梅丸，每服如梧子大二十丸，今不過四五分。若今人之服丸藥，則用三四錢至七八錢不等矣。末藥只用方寸匕，不過今之六七分，今亦服三四錢矣。古人之用藥分兩，未嘗重於今日，《周禮·遺人》，凡萬民之食，食者人四鬴。註：六斗四升曰鬴，四斛共二石五斗六升。爲人一月之食，則每日食八升有餘矣。而謬說相傳，方劑日重。即此一端，而荒唐若此，況其深微者乎！蓋既不能深思考古，又無名師傳授，無怪乎每舉必成笑談也。

煎藥法論

煎藥之法，最宜深講，藥之效不效，全在乎此。夫烹飪禽魚羊豕，失其調度，尚能損人，況藥專以之治病，而可不講乎？其法載於古方之末者，種種各殊。如麻黃湯先煮麻黃，去沫，然後加餘藥同煎，此主藥當先煎之法也。而桂枝湯，又不必先煎桂枝，服藥後，須啜熱粥以助藥力，又一法也。如茯苓桂枝甘草大棗湯，則以甘瀾水先煮茯苓。如五苓散，則以白飲和服，服後又當多飲暖水。小建中湯，則先煎五味，去滓，而後納飴糖。大柴胡湯，則煎減半，去滓再煎。柴胡加龍骨牡蠣湯，則煎藥成而後納大黃。其煎之多寡，或煎水減半，或十分煎去二三分，或止煎一二十沸。煎藥之法，不可勝數，皆各有意義。大都發散之藥及芳香之藥，不宜多煎，取其生而疏蕩。補益滋膩之藥宜多煎，取其熟而停蓄。此其總訣也。故方藥雖中病，而煎法失度，其藥必無效。蓋病家之常服藥者，或尚能依法爲之。其粗魯貧苦之家，安能如法制度？所以病難愈也。若今之醫者，亦不能知之矣，況病家乎。

服藥法論

病之愈不愈，不但方必中病。方雖中病，而服之不得其法，則非特無功，而反有害，此不可不知也。如發散之劑，欲驅風寒出之於外，必熱服而暖覆其體，令藥氣行於營衛，熱氣周徧，挾風寒而從汗解。若半溫而飲之，仍當風坐立，或僅寂然安卧，則藥留腸胃，不能得汗，風寒無暗消之理，而營衛反爲風藥所傷矣。通利之藥，欲其化積滯而達之於下也，必空腹頓服，使藥性鼓動，推其垢濁從大便解。若與飲食雜投，則新舊混雜，而藥氣與食物相亂，則氣性不專而食積愈頑矣。故《傷寒論》等書服藥之法，宜熱、宜溫、宜涼、宜冷、宜緩、宜急、宜多、宜少、宜早、宜晚、宜飽、宜饑，更有宜湯不宜散，宜散不宜丸，宜膏不宜丸。其輕重大小，上下表裏，治法各有所當。此皆一定之至理，深思其義，必有得於心也。

《醫道傳承叢書》跋

（鄧老談中醫）

現在要發揚中醫經典，就要加入到弘揚國學的大洪流中去，就是要順應時代的需要。中華民族的精神，廣泛存在于十三億人民心中，抓住這個去發揚它，必然會得到大家的響應。中醫經典要宣揚，必須有中醫臨床作爲後盾。中醫經典都是古代的語言，兩千多年前的，現在很多人沒有好好地學習《醫古文》，《醫古文》學習不好，就沒法理解中醫的經典。但更重要的是中醫臨床！沒有臨床療效，我們講得再好現在人也聽不進去，更不能讓人接受。

過去的一百年裏，民族虛無主義的影響很大，過去螺絲釘都叫洋釘，國內做不了。可現在我們中國可以載人航天，而且中醫已經應用到了航天事業上，例如北京中醫藥大學王綿之老就立了大功，爲宇航員調理身體，使他們大大減少太空反應，這就是對中醫最好的宣揚。

中醫是個寶，她兩千多年前的理論比二十一世紀還超前很多，可以說是『後現代』。比如我們的治未病理論，西醫就沒有啊，那所謂的預防醫學就只是預防針（疫苗）而已，只去考慮那些微生物，去殺病毒，不是以人爲本，是拆補零件的機械的生物醫學。我們是仁心仁術啊！是開發人的『生生之機』的辯證的人的醫學！這個理論就高得多。那醫院裏的ICU病房，全封閉的，空調還開得很猛，病人就遭殃了！只知道防病毒、細菌，燒傷的病人就讓你盡量地密封，結果越密封越糟糕，而中醫主張運用的外敷藥幾千年來療效非常好！但自近現代西醫占主導地位後就不被認可。相比而言，中醫很先進，治病因時、因地、因人制宜，這是中醫的優勢，這些是機械唯物論所不能理解的。

治未病是戰略，（對一般人而言）養生重于治病。（對醫生而言）有養生沒有治病也不行。我們治療就是把防線前移，而且前移很多。比西醫而言，免疫學最早是中醫發明的，人痘接種是免疫學的開端。醫學上很多領域都是我們中醫學領先世界而開端的呢！但是，西醫認死了，免疫學就是打預防針！血清治療也有過敏的，並非萬無一失。現在這個流感他們西醫就沒辦法免疫，病毒變異太多太快，沒法免疫！無論病毒怎麽變異，兩千多年來我們中醫都是辨證論治，效果很好。西醫沒辦法就只好抗病毒，所以是對抗醫學，人體當做戰場，病毒消滅了，人本身的正氣也被打得稀巴爛了。所以，中醫學還有很多思想需要發揚光大。這兩年『治未病』的思想被大家知道了，多次在世界大會上宣講。中醫落後嗎？要我說中醫很先進，是走得太快了，遠遠超出了現代人的理解範圍，大家只是看到模糊的背影，因爲是從後面看，現代人追不上中醫的境界，只能是遠遠地看，甚至根本就看不見，所以也沒法理解。現在，有人要把中醫理論西醫化，臨床簡單化，認爲是『中醫現代化』。背離中醫固有的理論，放棄幾千年來老祖宗代代相傳的有效經驗，就取得不了中醫應有的臨床療效，怎麽能説是發展中醫？

中醫的優勢就存在于《神農本草》、《黄帝内經》、《八十一難》、《傷寒卒病論》等中醫經典裏。讀經典就是把古代醫家理論的精華先拿到，學中醫首先要繼承好。例如：《黄帝内經》給我們講陰陽五行、臟腑經絡、人與天地相參等理論，《傷寒論》教我們怎麽辨證、分析病機和處方用藥，溫病學是中醫臨床適應需要、沿着《内經》《傷寒》進一步的發展。中醫臨床的發展促進了理論的不斷豐富，後世中醫要在這個基礎上發展。所以，我有幾句話：四大經典是根，各家學說是本，臨床實踐是生命線，仁心仁術是醫之靈魂。

中醫文獻很重要，幾千年來的中醫經典也不限于四大經典，只是有些今天看不到了。從臨床的角度，後世的各家學說都是中醫經典的自然延續。傷寒派、溫病派……傷寒派一直在發展，不是停留在張仲景時代。歷史上，傷寒派中有『錯簡』的說法，其實是要把自己對醫學的理解塞進去，這也是一種發展。因爲臨床上出現的新問題越來越多，前代注家的理論不能指導臨床，所以要尋找新的理論突破。

中醫發展的關鍵要在臨床實踐中去發展。因爲臨床是醫學的生命線！我們當年曾經遇到急性胰腺炎的患者用大承氣湯就治好了，胃穿孔的病人只用一味白芨粉就拿下。嬰兒破傷風，面如豬肝，孩子母親放下就走了，認爲死定了；我們用燈心草點火，一燋人中，孩子『哇』地哭出來了；孩子一哭，媽媽就回來了，孩子臉色也變過來了；再開中藥，以蟬蛻爲主，加上僵蠶等，就治好了。十三燋火，《幼科鐵鏡》就有，二版教材編在書裏，三版的刪掉了。十三燋火，是用燈心草點火燋穴位，百會、印堂、人中、承漿……，民國初年廣東名醫著作簡化爲七個穴位。

還有，解放後五十年代，石家莊爆發的乙腦就是用白虎湯清陽明內熱拿下的。北京發病時，當時考慮濕重，不能簡單重複，蒲輔周加用了化濕藥，治愈率百分之九十以上。過了一年廣東流行，又不一樣了。我參加了兒童醫院會診工作，我的老師劉赤選帶西學中班學員去傳染病醫院會診。當時，廣東地區發的乙腦主要問題是伏濕，廣東那年先多雨潮濕、後來酷熱，患者病機濕遏熱伏。中醫治療關鍵在利濕透表，分消濕熱，濕去熱清，正氣自復。

所以只要舌苔轉厚患者就死不了！這是伏濕由裏達表、胃氣來復之兆。廣東治療利濕透熱，治愈率又在百分之九十以上。我們中醫有很多好東西，現在重視還不夠。

我提倡要大溫課、拜名師。爲什麽要跟名師？名師臨床多年了，幾十年積累的豐富學術與經驗，半年就教給你了，爲什麽不跟？現在要多拜名師，老師們臨床多年了，經驗積累豐富，跟師學習起來就很快。讓中醫大夫們得到傳承，開始讀《内經》，可以先學針灸，學了針灸就可以立即去跟師臨床，老師點撥一下，自己親手取得療效之後就可以樹立强烈的信心，立志學習中醫。中醫思想建立起來、中醫理論鞏固了、中醫基本功紮實了，臨床才會有不斷提高的療效！之後有興趣可以學習些人體解剖等西醫的内容，中西彙通，必要時中西互補。但千萬别搞所謂的『中西結合』，中醫没水平，西醫半吊子，那就錯了。在人類文明幾千年發展過程中，中醫、西醫是互爲獨立的兩個體系，都在爲人類健康長壽服務。我不反對西醫，但中醫更人性化，『以人爲本』。現在也有好多西醫來學習中醫，把中醫運用到臨床，取得了很好的療效。我們年輕中醫值得深思啊！

大溫課就是要讀經典、背經典、反復體會經典，聯繫實踐，活學活用。我們這一代是通過學校教育、拜師、家傳、自學學成的中醫。新一代院校培養出來的年輕人要學好中醫，我很早就提出過：拜名師，讀經典，多臨證。臨證是核心，經典是不會說話的老師，拜師是捷徑。在沒有遇到合適的老師可拜時，經典是最好的老師！即使遇到合適的老師，經典也不可不讀，《論語》上說『溫故而知新』嘛！

在廣東我們已經很好地開展大溫課、拜名師活動。當年能夠戰勝非典，就是因爲通過我提倡的這種方式的學習，教育、培養出來了一批過硬的中醫大夫。現在，應該讓全中國、全世界了解中醫學的仁心仁術，使中醫學更好地爲人類健康長壽服務。希望年輕的中醫們沿著這個行之有效的方法加倍努力啊！

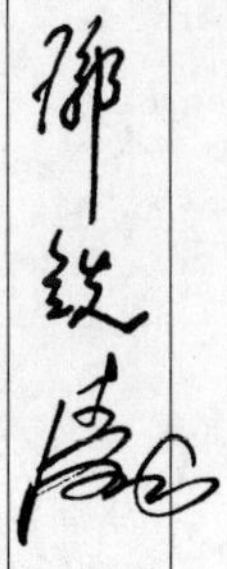

邱浩、王心遠、張勇根據鄧鐵濤老中醫二〇〇八年八月十日講話整理，經鄧老本人審閱。